笑いの脳科学

笑い発作から笑いを究める

目次

第五章　笑いの雑学……245

はじめに

私が学んできた脳神経科学の教科書には、笑いについての解説はない。なぜかと考えると、笑いに関する脳神経科学的な定説がないということを意味していると思う。

笑いは、最も人間らしい情動表現のひとつで人間以外に笑う動物は存在しない。

「笑いは人間の特性である」というアリストテレスの言葉をエリック・スマジャが自著の序文で紹介した。〔注1〕彼は、

「人間に最も近い類人猿に見られる笑いのような現象（顔の動き）を除けば、人間と文化に固有なもの」であり、古代の思想家あるいは哲学者の多くは、笑いは理性と同じくらい人間に固有なものとしたと述べている。また、

「笑いとは笑う人が習慣的におこなう社会的行為であって、それを意識することはなく合理化（意識的な理由づけで無意識的な行為を正当化すること）や二次加工（ある程度筋

1　エリック・スマジャ．「笑い―その意味と仕組み」．高橋信良訳、白水社．二〇一一年．

が通るように修正すること）の対象となっている」とも述べている。つまり、笑いは人間にとって無意識に行われる文化的行為そのものであると述べているように思う。

笑いは、他の動物にはない人間のみに許された特殊な能力で、系統発生的に最高位の脳機能ではないかと思うようになった。なぜ、人間だけが笑うことができるのか。笑いのしくみを研究することは人間そのものを研究することにもなる。一時代前、「脳と心」は脳科学者の大きな研究テーマであり、私の恩師である植木幸明先生やその先生である中田瑞穂先生が晩年に「脳と心」という著作を残されている。この問題も脳科学者にとって永遠のテーマと考えられるが、「脳と笑い」のテーマのほうがより人間に特化していると考える。なぜなら、笑うことができない動物にも脳と心は存在しているからである。昔は笑いの研究手段がなかったからと考えられるが、笑いは脳が作るということは、常識的に知っている事実と思われる。「脳の一〇年」、「脳の世紀」という脳研究の著しい進歩のなかで、笑いの社会科学的研究や情動の研究は一定の成果を挙げてきているが、私たちはこれまで脳のなかでどのようなしくみでどのようにして笑いが作られるのか知らなかった。断片的な事実のみで、包括的な理論の構築はなされていなかった。笑いの研究が困難なのは、笑いが人間だけに特有な機能であるからで、動物実験ができないことがその大きな理由と考えられる。最も人間らしい機能である笑うしくみを解明する脳研究は、人間を対象とした研究でしかできない最も身近なテーマであると同時に最も遂行困難な研究テーマのひとつということができる。

志水彰ら〔注2〕は、『人はなぜ笑うのか。笑いの精神生理学』という本の序で、世界的にも笑いの研究者が少ないことと、日本心理学会では「笑い」が主要テーマでないと述べている。初版は一九九四年であるが、現在でも状況は変わっていないと思う。私が笑い発作にはじめて遭遇したのが一九九六年であるから、この本が出版された時点では笑いの研究はほぼ皆無であったと思う。この本の笑いの神経支配に関する記述は私を満足させるものではなかったが、志水らは「病的笑いの研究は着実に進んでおり、その成果から正常な笑いについての知識が増していくと思われる」という期待感を示している。一方、私がかなり期待して読んだ茂木健一郎の『笑う脳』〔注3〕という本の中で、「現代の脳科学の知見でも『人間は

2 志水彰、角辻豊、中村真.「人はなぜ笑うのか。笑いの精神生理学」.講談社ブルーバックス、一九九四年(第一刷)、二〇〇九年(第七刷).

3 茂木健一郎.「笑う脳」.アスキー新書、二〇〇九年.

なぜ笑うのか?』の答えは用意されていない。笑いはいまだに神の領域に属している」と書いている。要するに、笑いのしくみは全くわかっていないということを、茂木は神の領域と表現していることに他ならない。茂木のいう「人間はなぜ笑うのか」という命題は笑いの本質に迫ろうとするものである。私には「笑いとは何か」を論ずる能力はない。したがって、笑いの本質を議論しようとしているのではない。また、笑いの効用について私は研究していない。私の研究テーマは「笑いを作る脳のしくみの研究」である。私が解明したかったのは、笑いを作るハード的な脳のしくみはどうなっているのかという疑問である。この脳のしくみは、少し前ならばブラックボックスとして片づけられていた可能性があるが、笑いそのものを対象にする研究は困難でも、志水らがいうように病的な笑いの一種である笑い発作を研究すれば、笑いの研究が可能かも知れないと考えるようになった。笑い発作という病気をたくさん経験して研究できた私だけの幸運であったかも知れない。

私が笑い発作のある最初の患者に遭遇してから26年が経過した。研究のきっかけになった笑い発作という奇妙なてんかん発作を持つ数多のてんかん患者の治療を経験し、笑い発作の原因となる視床下部過誤腫に対する新しい手術法を開発・完成させて笑い発作を治癒させることに成功した。私は、脳神経外科専門医、てんかん専門医として、てんかんやパーキンソン病、片側顔面けいれんや三叉神経痛、不随意運動症などの機能脳神経外科、電気生理学的研究や画像診断の研究をずっと継続してきた脳科学者でもある。若い頃から片側顔面けいれんという病気の病態研究をしてきて、さらに笑い発作に遭遇して「顔にはつくづく縁が深い」という何か運命的なものを感じつつ笑い発作の研究にとりつかれ、臨床研究の大半を笑い発作と視床下部過誤腫の研究に費やし、笑いの研究にまでブレークスルーした。私は脳神経外科医としての習性から、笑いに関係した脳の解剖学的な機能に対する興味の方が強かった。笑い発作の患者をたくさん経験すればするほど笑い発作の不思議に引き込まれていった。笑い発作と普通の笑いには共通のしくみがありそうだということも徐々に分かるようになった。笑いは自動運動の一つという考え方や笑い発作に愉しさを伴わないということの意味が少しずつわかったことが、研究を次々とステップアップさせていった。笑い運動は自動運動プログラムであるということがスマジャの本にも書かれていて、私の考えと同じであることに勇気をもらった。

私は、笑い発作や笑いに関するたくさんの書籍や文献を渉猟したが、自分自身が納得できる回答は得られなかった。笑いについて解説している脳の教科書は一つもなかった。笑い発作のしくみを明らかにできれば、笑いそのものを作る脳のしくみが理解できるのではないかと考えたのがさらなる研究の始まりである。笑い発作には愉しさは伴わないが、私にとって笑い発作の研究は愉しいライフワークになった。これまでの研究を振り返りながら、笑いを作る脳のしくみに関する私の結論に至るまでを記していきたいと思う。視床下部過誤腫と笑い発作の研究から得られた成果をまとめ、笑い発作のしくみを洞察して情動的な笑いにまで考察を拡げたのが本書の骨子である。笑い発作を止める新しい脳外科手術を完成させて笑い発作のしくみを解明する研究から笑いを作る脳のしくみを解明した研究の全貌をまとめたものとしては、本書が世界で唯一のものであると考えている。

かなり専門的な記述の部分もあるが拾い読みしていただいても「笑いはどのようにして作られる」のかを理解していただけると思う。「笑い発作」と「笑い」、「脳」や「しくみ」というキーワードで、似たような内容を繰り返し論じたが、本書の核心である「笑い発作」と「笑い」という二本立ての考察であるためである。ご理解の上お読みいただきたい。

本書は、第一章から第六章までで構成されているが、それぞれをまとめると、

第一章では、私が笑いの研究を始めるに至った笑い発作に初めて遭遇したところから話を始め、笑い発作と視床下部過誤腫との関係についての多くの疑問から臨床研究に至る過

程を振り返る。

第二章では、笑い発作の原因である視床下部過誤腫について詳述し、私や共同研究者の研究などにより確立されてきた視床下部過誤腫症候群の疾患概念を明らかにする。さらに、薬物治療が無効な笑い発作に対する外科治療法開発の歴史と私が開発し国際的に認知された唯一の国産てんかん外科手術法である定位温熱凝固術について解説する。国内外の笑い発作を有する患者さんたちに臨床応用されて有用性が確立され、さらに改良を加えて完成に至った新しい外科治療法確立の歴史について詳しく紹介する。

第三章では、私の研究で明らかになった笑い発作が形成される脳内ネットワークに関連した脳の各部の役割について新たな光を当て、本書の核心である笑い発作を作る脳のしくみを解明する。

第四章では、笑いを作る顔の表情に関係する脳のしくみについて、私の研究から明らかとなった新知見を加えて表情を作るための脳神経科学を再構築する。また、笑い経路の存在を新たに提起する。

第五章では、笑いについて多面的に再考察を試みる。私が笑い発作の研究の過程で理解し、笑い発作と自然な笑いを作る脳のしくみがほぼ同一であるとの洞察に至った思考過程を振り返って笑いに関する理解を深めたい。また笑いの効用についても少し解説する。
第六章では、私の笑い発作のしくみの研究を基礎にして新知見を加味し、情動的な笑いを作る脳のしくみについて新しい仮説を提起して本書のまとめを行う。

「笑い」を作る脳のしくみを解明する研究手段として「笑い発作」を研究し洞察する機会を私に与えてくれた笑い発作を有する視床下部過誤腫の患者さんたちに感謝し、本書を捧げる。

第一章　笑い発作

一九九六年、私は笑い発作の患者を初めて経験した。

それまでにいろいろな種類のてんかん発作を経験していたが、奇妙な笑い発作の患者を初めて経験し、その後、笑い発作の患者をたくさん経験するようになってその笑いの繰り返しを見ているうちに、笑い発作にも個性があり笑い発作と普通の笑いに大きな違いはないように思うようになった。てんかん性か愉しさを伴うかの違いのみで、不随意的な「笑い」という運動の繰り返しは同じと考えた。おそらくは、笑い発作も普通の笑いも脳の同じところで作られるはずだと思うようになった。

「笑いは脳のどこでどのようにして作られるのだろう」

という素朴な疑問が湧き起こった。それと同時に、

「笑い発作には、普通の笑いにつきものの、愉しさやおもしろさがないのは、なぜだろう」というこの二つの大きな疑問が研究の原動力になった。私が解明したかったのは、脳のなかのどのような神経ネットワークで顔の表情としての笑いという自動運動が作られるのかという疑問と「愉しい」や「おもしろい」という情動がどのように誘発されるのかという疑問である。情動や自動運動との関係や表情の神経支配についても明らかにして、笑いを作る脳のしくみについて究めたいという欲求であった。

笑い発作を研究するようになってから過去の論文を読むと、てんかん研究の大先輩である福山幸夫先生らは一九五九年の論文〔注4〕のなかで、笑い発作について次のように述べていて、私は自分の研究の方向性を間違っていないと確信できた。

「何ら認むべき原因なく生じ、無意識的、不随意的であり、何らふさわしき感情内容を伴わず、また日常生活においてほとんど正常の感情表現をなし得ない知能低下が高度の患児に多いことなどの点で、異常な笑いとみなされた。」さらに、

「特に興味深いのは、病的笑い現象が限局性病巣によって生じる場合、人類に特有な感情表現様式の一つである笑いという現象の中枢性機制の解明にあたって、きわめて貴重な材料を提供するものであると同時に、病的笑い現象が、病巣局在部位の推測を可能ならしめる意味で重要な臨床症状の一つとして認識されるべきであることを示している。」

この記述は、笑い発作の定義やてんかん性の病的笑いについて研究することの意義を論じた最も古い論文かも知れない。先見性がきわめて高いと思う。

私は、志水らの本や福山らの論文を読んで、「笑い発作の研究を進めることで、笑いを作る脳のしくみを究められるはずである」という予言を信じて、笑いを作るしくみを理解するために病的笑いの一種である笑い発作に関わる数多の疑問を解決するための研究を推

進することが正しい道であると確信した。

一．愉しくない笑い

笑うときはいつも愉しいし、おもしろいから笑うと思っている人がほとんどだと思う。笑いと面白いあるいは愉しいは同義語に近いというのが一般的な認識であろう。私自身も26年前まではそう思っていた。しかし、愉しくない笑いがあるということを初めて経験した。

笑いのしくみを研究する契機になった一九九六年三月のある日の出来事を今でも鮮明に思い出す。私が勤務していた病院のてんかん外来でのことである。

「先生、ありますよ。視床下部過誤腫があります」

4　福山幸夫、有馬正高、長畑正道、岡田良甫．てんかん症状としての病的笑いについて．付　限局性病巣に基く病的笑いについての文献的考察．神経進歩．1959;3:675-95.

私は少しうわずった声で叫んでいた。私はこの瞬間に人生初の視床下部過誤腫の症例を経験した。

この頃は電子カルテではなくまだフィルム現像で診断していた。1枚のＭＲＩのフィルムの16個の脳画像の中のたった1個の画像のなかに視床下部過誤腫を発見した瞬間であった。てんかん科（精神科）の先生からＭＲＩ診断を依頼されて

（異常はなさそうだな…）

と最初思ったのだが、念のために、

「どんな発作ですか」

と尋ねた。

すると、精神科の先生から

「笑い発作です」

という返事があり、再度ＭＲＩを見直した。笑い発作は、視床下部過誤腫から生じる特異的なてんかん発作であることを知っていたので、あらためて視床下部周辺を注意深く観察した。そして、視床下部過誤腫を発見したのである。

図1．1に、その時のＭＲＩフィルムの中から1個の脳画像を示した。腹部の方から脳

を見上げる様に撮像されているので、向かって右側が脳の左側を示している。
拡大図の方を見ていただくとわかりやすい。乳頭体が左右対称の位置にないことにまず気がついた。右側の乳頭体がわずかに後ろにあり、その前方に1センチにも満たないような小さい固まり（おでき様の腫瘤）が見つかった。さらにその腫瘤の直前正中に下垂体柄があることもわかった。外来検査のため撮像は軸位断のみであったので、その時はそれ以上の情報はなかったが、視床下部過誤腫を発見したことは間違いなかった。

視床下部過誤腫は有病率が20万人に1人というくらいきわめて珍しい病気であるから、脳神経外科医やてんかん医が一生のうちに一度経験するかどうかというくらいのきわめて珍しい症例を初めて経験したことになる。医師になって23年目であった。笑い発作というキーワードがなかったら、私は視床下部過誤腫の存在を見落としたに違いない。視床下部過誤腫の可能性を疑って診断しなければ、軸位断面像だけでは、このくらいの大きさの視床下部過誤腫の診断はむずかしい。前額断ならば診断が比較的容易である。笑い発作というキーワードから視床下部過誤腫の存在を疑うことが最も大切であることを物語っている。

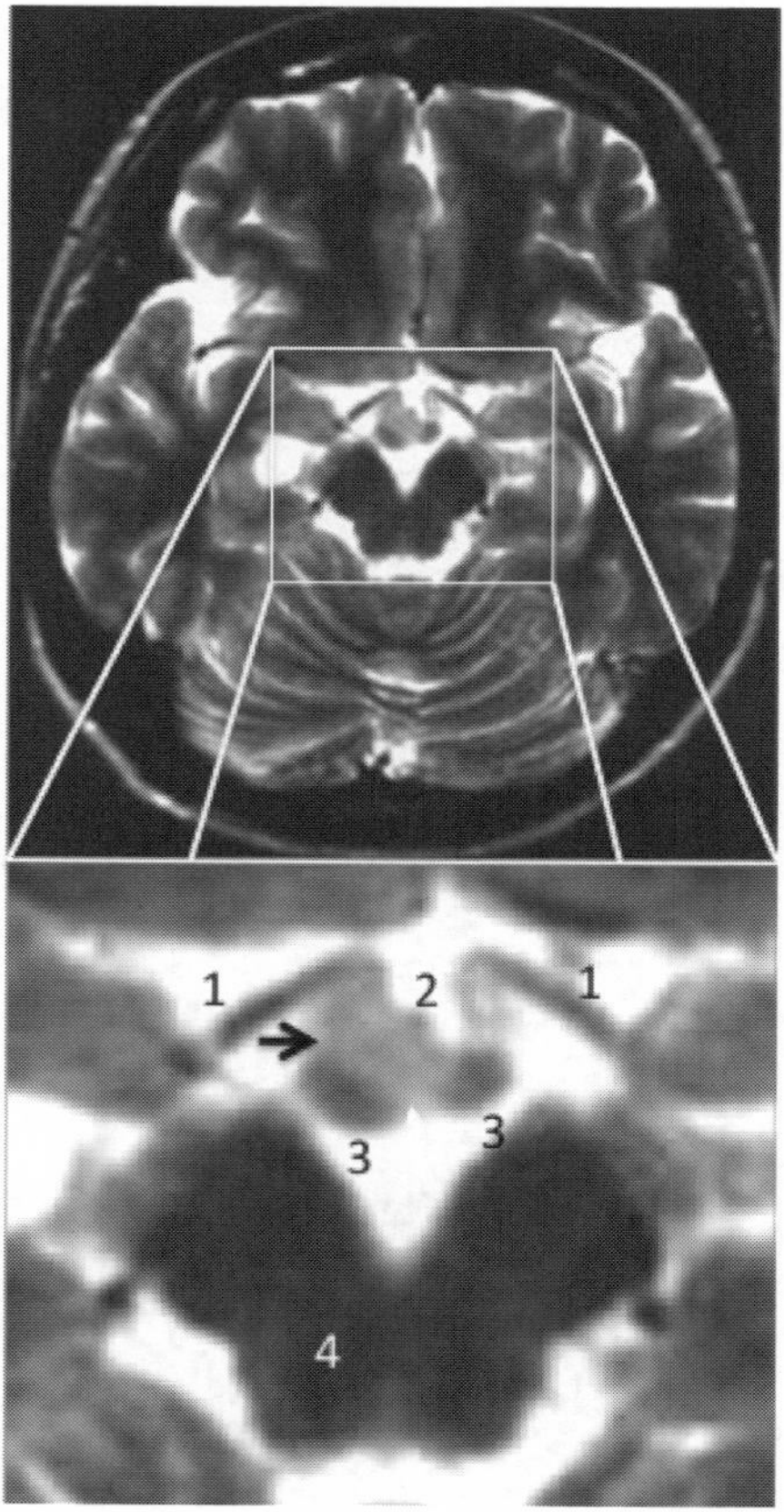

図１．１　最初の視床下部過誤腫例のMRI画像（軸位断面像）、下は正中部分□の拡大像。T２強調画像という撮像法で、脳脊髄液が白く見えている。

矢印．視床下部過誤腫、１．視索、２．下垂体柄、３．乳頭体（右側の乳頭体が後方に偏倚している。）４．中脳この患者は、２歳頃から発作的に突然笑い出すという奇妙なてんかん発作がほぼ毎日のようにあり、夜中にも発作があった。いろいろな抗てんかん薬が試されたが効果がなかったため、隣県からてんかんセンターを受診した女子高生であった。

入院後明らかになったが、笑い発作は「アハハ、アハハ、アハハ」とかなり大きな笑い声を出して愉しそうな個性的な笑いが続くものであった。その異常性は、夜中でも突然に大きな声で笑い出して笑いが続くことで注目された。しかし、笑った後で困ったような表情になり、本人は愉しさを感じていなかった。だんだんと意識がなくなることもあり、上半身を硬直させることも多かった。笑いなのに、愉しくない笑いが不自然に連続する異様さがあった。その他にも、一瞬全身を硬直させるだけの発作もあった。

主治医が、いろいろな抗てんかん薬で治療を試みたが、笑い発作を止めることができず、薬の効かない難治てんかん〔注5〕であることが明らかになった。そのため外科治療で発作を止めることができないかということが症例検討会で議論された。

5　難治てんかんとは、薬物治療を適切に行っても発作を抑制できない重症のてんかんのことで、なかには外科治療が有効なてんかんが含まれる。

脳の最も奥深くにある視床下部過誤腫に対して行われる脳外科手術は到達さえ困難であり、切除術は最も難易度の高い手術の一つという認識であった。当時、視床下部過誤腫の切除術の報告は少なく合併症が多いことから、それに挑戦する勇気が私にはなかった。直達手術による切除術は困難と判断した。さらに、最も重要な懸念はこの視床下部過誤腫自体がてんかん発作を出しているのかどうか、その時点では全く確証がなかったのである。

そのとき、

「定位脳手術をやってみませんか」と後輩が言いだした。

私は、てんかんの外科手術以外に、定位脳手術というパーキンソン病や、本態性振戦などの手のふるえに対する外科治療を全国に先駆けてやり始めていた。定位脳手術ならば、視床や淡蒼球などの脳深部の目標に到達することは比較的容易であるため、脳深部にある視床下部過誤腫に対しても、到達して部分的に温熱凝固することは低侵襲で可能であると考えた。

今思い返せば、てんかんセンターなのに定位脳手術をやることになったのは、ある意味で運命的なことであったかも知れない。

その2年ほど前にさかのぼる。

私がてんかんセンターに赴任することになったとき、新潟大学脳研究所脳神経外科教授の田中隆一先生が
「先生、てんかん外科だけでは、手術件数は限られるのではありませんか。定位脳手術をやっているところはまだ少ないですから、一緒にやるといいと思いますよ」とアドバイスをしてくださったうえに早速、定位脳手術の第一人者であった楢林博太郎先生にご指導を依頼してくださった。
私は、予算をやり繰りして、エレクタ社（ストックホルム、スウェーデン）の定位脳手術装置一式（図1．2を参照）を購入した。同時に、準微小電極記録のシステムも整えた。外国製のいろいろなシステムがあったが、この装置を導入した最大の理由は歯科用のX線発生装置がフレームに固定されていて、正面と側面の頭蓋単純撮影が可能で拡大率が一定になっていて、電極位置の確認が他のシステムに比べてきわめて容易であるという利点であった。その当時の定位脳手術では、電極位置の確認を頭蓋単純撮影で行っていたが、拡大率を常に一定にしておくということが大問題で大がかりな準備を必要としていたのである。その点、エレクタ社の装置は一定の拡大率の頭蓋単純撮影が正・側とも容易に行えるという優れたものであった。後でわかったことであったが、このX線撮影装置のシステム

はエレクタ・ジャパンの独自のもので国内だけで販売されていた。私がこのエレクタ社のシステムを導入した後、国内ではこの装置を導入する施設がほとんどで、頭蓋単純撮影が容易であるという利点が大きかったと思われる。私が購入した装置はエレクタ社のプロトタイプであり、それゆえにエレクタ・ジャパンの技術者と共に数多の試行錯誤をしながら作図用のメジャーの作成やマイクロマニピュレータの作成までいろいろと工夫した。最初の頃は、昔ながらの脳室造影を行って前交連と後交連を同定し、基準線の作図やターゲットの位置の決定もすべて手作業であった。定位脳手術は、楢林先生らによってパーキンソン病や不随意運動に対する外科治療法として一九五〇年代に始まった長い歴史を有する確立された手術法である。楢林先生からは定位脳手術に関する基本手技から研究方法まで多くのものを学ばせていただき、それを応用し完成させたのが視床下部過誤腫に対する定位温熱凝固術という手術手技である。基本的な手技や温熱凝固のパラメータはすべて楢林先生の教えに従った。先生は、ドイツに1冊だけ残っていた『シャルテンブランド・ワーレンの脳アトラス』〔注6〕を購入して私たちに贈ってくださった。今も病院図書室にある。そのコピーは手術室のバイブルとなっている。楢林式の技術が少し形を変えて新しい和製てんかん外科の手術手技として確立され、視床下部過誤腫に対する定位温熱凝固術が生き続けて、多くの患者を救っているという事実に私自身が大きな感動を覚えている。

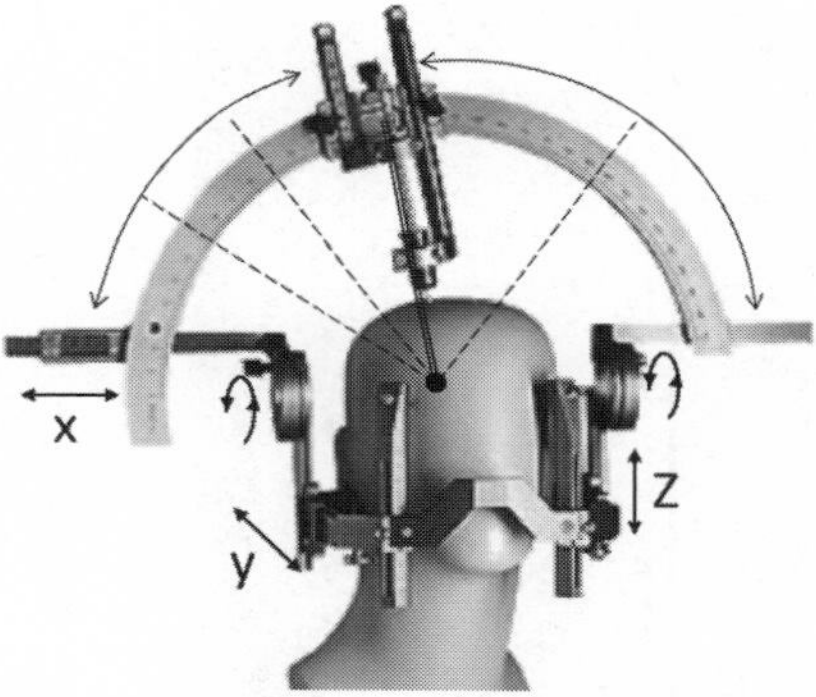

図1．2　エレクタ社の定位脳手術装置（パンフレットの図を改変した）

定位脳手術はプロポフォール麻酔と局所麻酔を併用して仰臥位で行われる。理解しやすいように座位での写真を示した。定位脳手術用の特殊装置（レクセルＧフレーム®）を４点ピンで皮膚を通して頭蓋骨に固定する。図では前方の２本が額に見える。半円形のアークを側頭部の支点で上下に回転でき、アークに沿って扇状に動かして刺入点を変えることができる。任意の場所から指定の長さの電極を刺入すると装置の中心の立体座標（ｘ、ｙ、ｚがすべて100（mm）と決められている）に命中するという特殊な装置であるため「定位」という。目標点（●）の座標に装置のｘ、ｙ、ｚを移動させると装置の中心が移動して目標に命中する。ｘ軸は左右、ｙ軸は前後、ｚ軸は頭足方向と決められている。通常は前頭部から目標点を狙うが、反対側から刺入しても目標点に到達する。目標点の設定がこの手術の最大の勘所である。

6　Schaltenbrand G, Wahlen W. Atlas for stereotaxy of the human brain. Georg Thieme Publishers, Stuttgart, 1977.

定位脳手術の応用を考えた頃は、定位脳手術をはじめてからすでに1年以上経過して手術手技に自信ができていたので妙案だと思った。しかし、実際に笑い発作が視床下部過誤腫から起こるのかという大きな疑問を解決することが先決であると考え、発作時脳波を記録するために、定位脳手術的に過誤腫の中に深部電極を留置した（図1．3）。

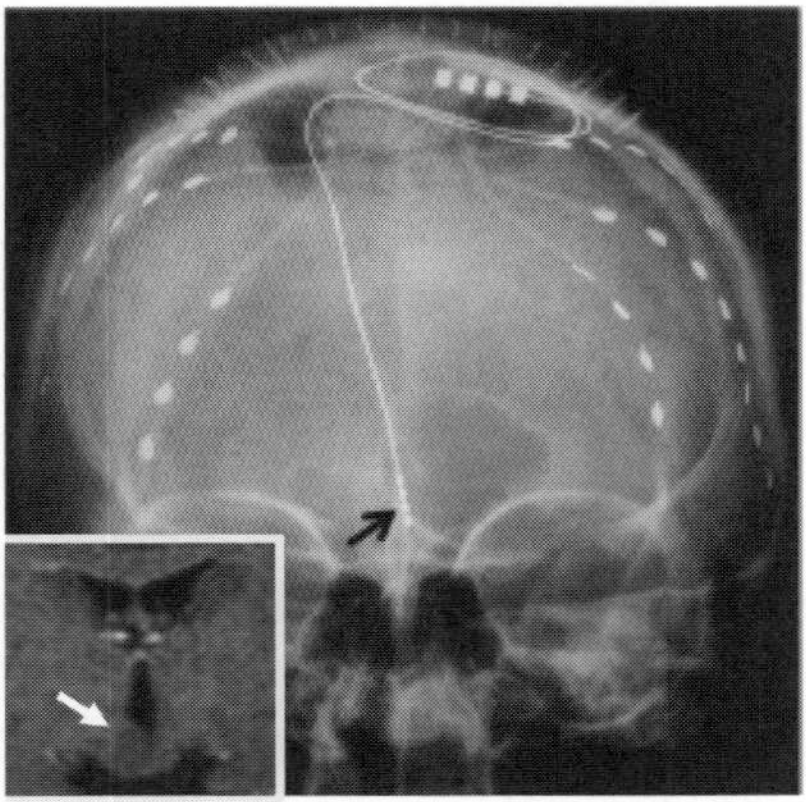

図１．３　術前冠状断MRI（左下）で示された視床下部過誤腫（白矢印）と深部電極・硬膜下電極留置術後の頭蓋単純撮影正面像

黒矢印が視床下部過誤腫内に留置した深部電極である。電極間1.5ミリの４極電極で、発作起始した奥から２番目の電極を示している。その他に、４極、８極、６極の硬膜下電極を前から左右対称的に６本を硬膜下に滑り込ませて大脳皮質の表面を広くカバーしている。このときは、まだ視床下部過誤腫自体がてんかん原性でその内部から発作が始まるという確証がなかったために、同側や反対側も含めて広い範囲から脳波をモニターする必要があり、このような電極配置を選択した。

この第1例目の手術は一九九七年一〇月に行われた。

深部電極の留置術後に、病棟のビデオ脳波室で笑い発作時の脳波を捉えるために、ビデオ脳波同時記録を長時間実施すると、夜中に2回の笑い発作が確認され、発作時のビデオ脳波記録により視床下部過誤腫の中から脳波的な発作が始まり、しばらくして笑いが繰返される発作時記録が捉えられた。笑い発作をビデオ脳波で同時に捉えることができた感激は大きかった。図1．4を見るとよくわかるが、視床下部過誤腫の中に挿入してある深部電極の1つから小棘波の連続が出始め、脳波上のてんかん発作の始まりと考えられた。その4秒後にビデオで笑いが始まったのを見て、大きな驚きとともに感動した。過誤腫そのものから発作が起こることを初めて証明できた瞬間だった。再現性もあった。笑い発作が始まると大きな笑い声とともに繰り返す笑いに身体の動きが筋電図となって脳波に混入したため、脳波の変化はそれ以降解析不能であった。もう一回の笑い発作の記録では脳波上での発作起始から実際の笑いの開始までの遅れが7秒であり、この時間差が何を意味するのか、その当時はわからなかった。しかし、この時間差の存在が重要な意味を持つことを数年後に理解することができて、笑いを作る脳内のネットワークに関する洞察に至ることができた。

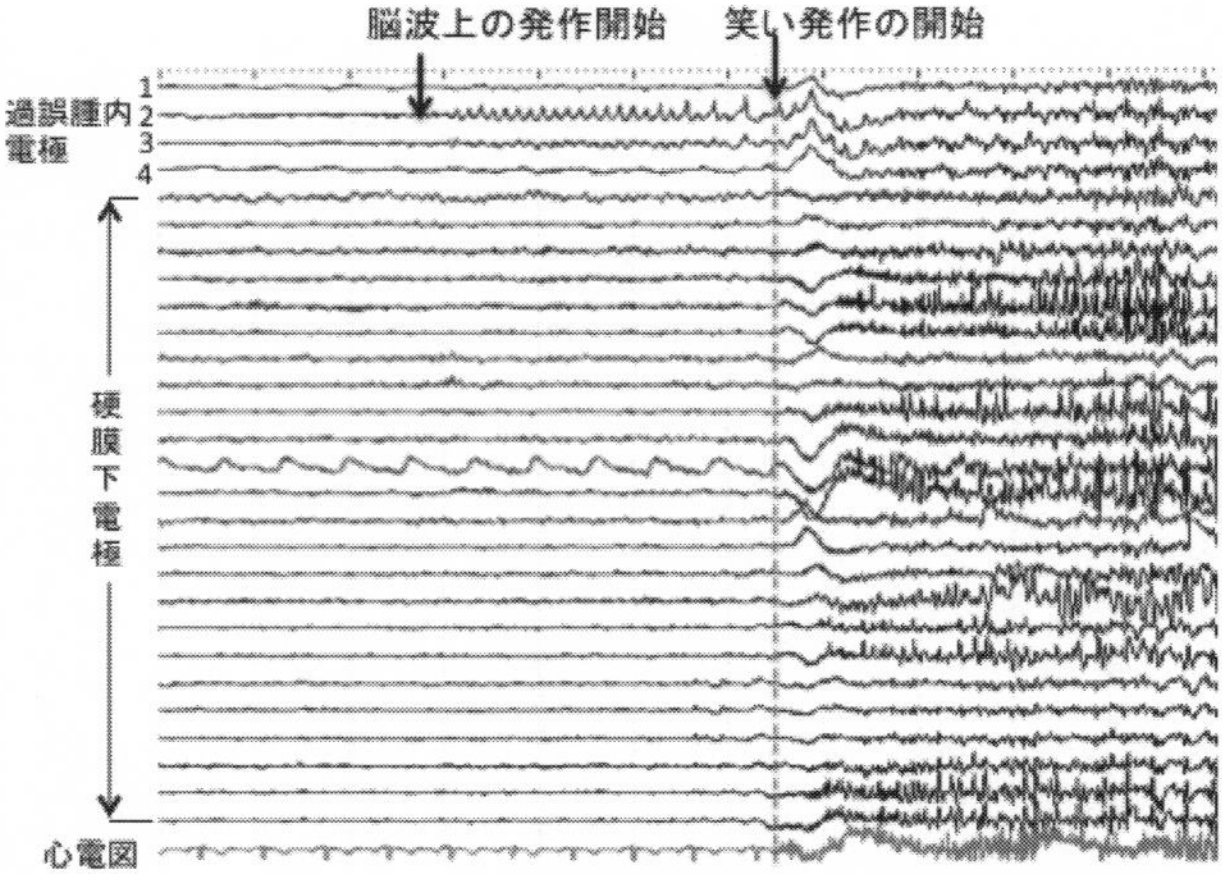

図１．４　最初の視床下部過誤腫例の発作時頭蓋内脳波記録

長時間ビデオ脳波モニタリングで捉えられた発作時脳波が示されている。視床下部過誤腫のなかに留置された２番目の電極から起始した発作波が約４秒後に笑いの症状を生じさせていることが明らかである。1.5ミリ離れた隣りの電極での発作波の振幅は小さく発作起始部は狭い範囲に限局していることが分かる。この４秒間にどのようなことが起こっているのだろうか。脳のどこかにてんかん発作が伝播してその結果として笑い発作という発作型が生じたことを示しており、この潜時の意味が重要である。

今は全国のてんかんセンターで、てんかん発作時のビデオと脳波の同時記録が普通に行われている。しかし、二〇〇〇年以前は記録媒体が未発達であり、DVD百連装という巨大な装置で記録していた。それでもペーパーレスの長時間脳波記録システムとして画期的であった。発作が始まる前から脳波の変化を確認するのがこの検査の目的である。脳波とビデオの完全デジタル同時記録はもっと後の話であり、この頃は脳波とビデオ画像をフォーマッターという装置で合成してVHSテープで同時記録をしていた。2時間記録可能なビデオテープ1本で6時間分の記録を行い、看護師さんたちが6時間毎にテープ交換するシステムを構築した。主治医が全て再生して発作症状と脳波を確認する作業が大変であったことを思い出す。

視床下部過誤腫内からの発作起始が確認されたため、発作が起始した電極を用いて電気刺激するとまったく同じような笑い発作を誘発することができ、再現性があった。視床下部過誤腫自体が笑い発作の原因であることを確認できたため、電極留置から3日後に過誤腫そのものに対して定位温熱凝固術を施行することにした。発作が起始した電極はほぼ1個に限定されたため、過誤腫内の同じ部位の約2ミリ立方の組織を定位脳手術的に生検し、脳研究所に病理診断を依頼した。次に凝固電極を過誤腫の中に挿入した。これらの操作は、定位脳手術的にターゲットの位置を変える必要もなく連続的に行うことができた。最後に、発作の起始部に対して摂氏74度の温熱凝固を60秒間行った。凝固中も、患者の生体情報には変化がなかった。予想どおり直径5ミリの球形の凝固が完成したものと思われた。術直後のCTで出血などは認めず、後遺症も出なかった。この例は、過誤腫が小さく脳波で捉えられた発作起始部を凝固できた結果、一カ所を凝固しただけで笑い発作は術直後から一度も起こらなかった。術後2週間目のMRIで過誤腫内の予想どおりの位置に凝固巣が認められた。脳波で発作の始まるところ（発作起始部）を確実に凝固できたので効果があったものと考えられた。強直発作も、徐々にランニングダウン〔注7〕して4か月くらいで消失した。

病理診断は過誤腫という回答であった。

この最初の例がうまく治療できて、定位脳手術が視床下部過誤腫の外科治療法として確立できるという可能性が高まったために、てんかん外科医として大きな勇気をもらった。てんかん発作が術後2年間なければ発作消失と判定するというコンセンサス〔注8〕に基づいて、手術から2年後（一九九九年）に英文の技術的症例報告〔注9〕として発表し、私たちの視床下部過誤腫に関する最初の論文になった。自分たちの報告が最初の定位脳手術論文ではないかと意気込んでいたが、この論文の準備段階で、一九九五年にフランスのムナリら〔注10〕が過誤腫内からの発作起始を最初に確認して笑い発作が視床下部過誤腫由来であることを証明

7 running down：てんかん発作が徐々に減少する現象のことをいう。
8 Engel JJr, Van Ness PC, Rasmussen TB, Ojemann LM. Outcome with respect to epileptic seizures. In: Engel JJr (ed). Surgical Treatment of the Epilepsies. Second edition, pp 609-621, Raven Press, New York, 1993.
9 Fukuda M, Kameyama S, Wachi M, Tanaka R. Stereotaxy for hypothalamic hamartoma with intractable gelastic seizures: technical case report. Neurosurgery. 1999;44:1347-50.
10 Munari C, Kahane P, Francione S, Hoffmann D, Tassi L, Cusmai R, Vigevano F, Pasquier B, Betti OO. Role of the hypothalamic hamartoma in the genesis of gelastic fits (a video-stereo-EEG study). Electroencephalogr Clin Neurophysiol. 1995;95:154-60. フランスでは、定位脳手術で電極を脳深部に留置して、その電極で脳波を記録する技術が現在も行われ、定位的を意味するステレオ脳波という。この技術によって、過誤腫内に留置した電極から発作起始が記録され、過誤腫自体にてんかん原性があると初めて証明された。このことが過誤腫自体を切除しないと笑い発作には効果がないことから、外科治療が一気に流行し始めた。最近日本でもステレオ脳波を導入する動きがある。

したこと、クズニーキーら〔注11〕の一九九七年の論文に、過誤腫自体がてんかん発作を引き起こすことや、発作時SPECT（スペクトと呼んでいる）という局所脳血流を調べる検査で発作時に過誤腫自体が高灌流になることを証明して、定位温熱凝固術を最初に行ったことが書かれており、少し失望感があったことを覚えている。

この1例目は最も印象深く今でもよく覚えている。「笑い発作と視床下部過誤腫症候群」について全国で講演させてもらっているが、原点でもあるこの症例のことをよく引用して解説している。また、私たち研究グループのメンバーにとっては共通の最も大切な症例と認識されている。

この1例目の患者さんが、術後17年目に突然、父親とともに外来を受診してくれた時は驚き感激した。発作はまったくなく、抗てんかん薬は飲んでいなかった。発作もなく普通の生活ができていることを知って、私の行った定位温熱凝固術という外科治療法が成功し、てんかんを完全に治癒させることができたのだと理解してうれしかった。

その時、「いままでは、150例以上も視床下部過誤腫の手術をしましたよ」と話したら、2人ともすごく驚いていたのが印象的だった。何しろ非常に稀な病気であると手術時に説明していたから、驚いたのは無理もない。17年間で150例以上もの視床下部過誤腫を手術したということに私たちでさえ驚いていたくらいである。定位温熱凝固術の有効性を改めて認識すると共に、笑い発作と視床下部過誤腫という難治で稀少な病気を定位脳手術という外科治療によって完治させることができたという喜びはてんかん外科医として最高であると感慨を新たにしてさらなる飛躍を誓った。

視床下部過誤腫自体が、笑い発作のてんかん原性（てんかんの発生源になること）を内在していることを発見して、発作起始部を温熱凝固することで笑い発作を消失させることができるという第1例目の視床下部過誤腫に対する定位温熱凝固術の臨床経験が、私のライフワークの原点であり、マイ・ストーリーの始まりであるが、その後の成功体験の蓄積はライフワークの完成には不可欠だった。この手術法を完成させるために、笑い発作例を紹介してもらって症例を蓄積する苦労と数多のトラブルシューティングを乗り越える根気とアイデアの集積が必要であった。

11　Kuzniecky R, Guthrie B, Mountz J, Bebin M, Faught E, Gilliam F, Liu HG. Intrinsic epileptogenesis of hypothalamic hamartomas in gelastic epilepsy. Ann Neurol. 1997;42:60-7.

二．原因は視床下部過誤腫

笑い発作の原因が視床下部過誤腫自体であることを第一例目で証明したが、内在性のてんかん原性（てんかん発作を起始すること）を有していることの直接的証拠あるいは間接的証拠が一九九一年以降に提示されてきた。

直接的証拠として、

1. 視床下部過誤腫からてんかん発作の起始が深部脳波で直接記録されたこと（図1．4）
—ムナリら、〔注10〕クズニーキーら、〔注11〕私たちの最初の論文〔注9〕
2. 笑い発作時に、過誤腫の血流が高灌流になること（図1．5）
—クズニーキーら、〔注11〕私の2論文〔注12、注13〕
3. 過誤腫内に留置した電極で過誤腫を直接電気刺激すると笑い発作を誘発すること
—クズニーキーら、〔注11〕私たちの最初の論文〔注9〕
4. 過誤腫の切除術で、笑い発作が消失すること〔注14〕
—ムナリらは、定位放射線治療は無効と報告したが、その後レジスらが定位放射線治療は約40％に有効と報告〔注15〕

間接的証拠として、

5．過誤腫を直接手術しない外科治療法である皮質切除術や脳梁離断術〔注16〕、迷走神経刺激術〔注17〕は、笑い発作に対して無効であること

12 Kameyama S, Murakami H, Masuda H, Sugiyama I. Minimally invasive magnetic resonance imaging-guided stereotactic radiofrequency thermocoagulation for epileptogenic hypothalamic hamartomas. Neurosurgery. 2009;65:438-49.

13 Kameyama S, Masuda H, Murakami H. Ictogenesis and symptomatogenesis of gelastic seizures in hypothalamic hamartomas: An ictal SPECT study. Epilepsia. 2010;51:2270-9.

14 Machado HR, Hoffman HJ, Hwang PA. Gelastic seizures treated by resection of a hypothalamic hamartoma. Childs Nerv Syst. 1991;7:462-5.

15 Régis J, Scavarda D, Tamura M, Nagayi M, Villeneuve N, Bartolomei F, Brue T, Dafonseca D, Chauvel P. Epilepsy related to hypothalamic hamartomas: surgical management with special reference to gamma knife surgery. Childs Nerv Syst. 2006;22:881-95.

16 Cascino GD, Andermann F, Berkovic SF, Kuzniecky RI, Sharbrough FW, Keene DL, Bladin PF, Kelly PJ, Olivier A, Feindel W. Gelastic seizures and hypothalamic hamartomas: evaluation of patients undergoing chronic intracranial EEG monitoring and outcome of surgical treatment. Neurology. 1993;43:747-50.

17 Murphy JV, Wheless JW, Schmoll CM. Left vagal nerve stimulation in six patients with hypothalamic

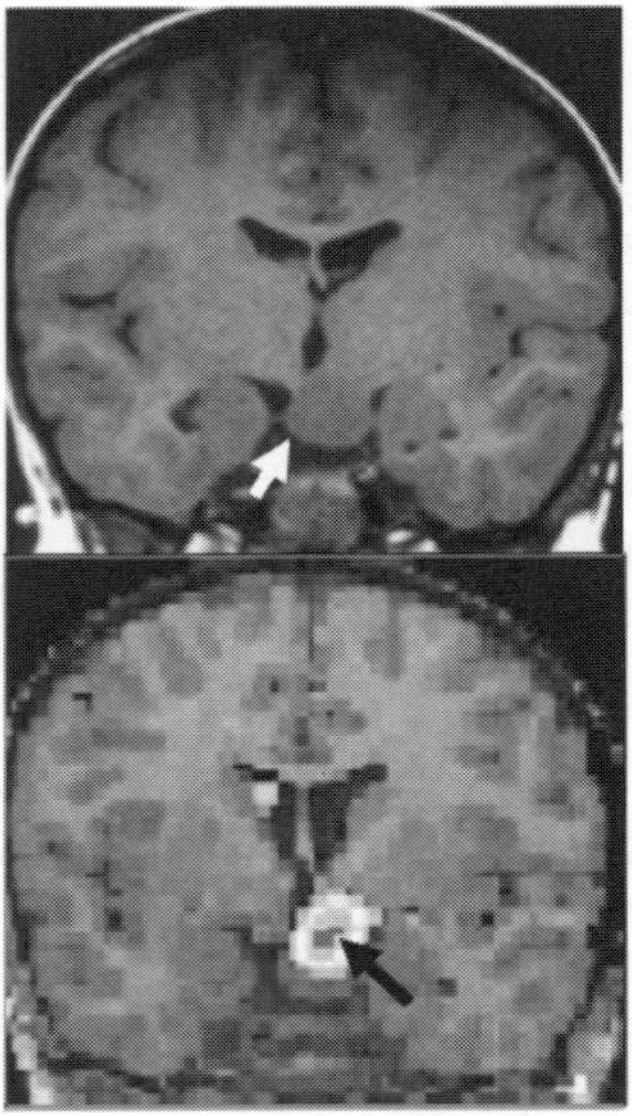

図1.5　視床下部過誤腫のシスコム画像〔注18〕による過誤腫自体の高灌流所見。(上は、冠状断MRI、下は同一患者のシスコム画像)

左付着を有する視床下部過誤腫（白矢印）の発作時に過誤腫内が限局的に高灌流になり、付着部近傍が最も高いことが明瞭である(黒矢印)。この所見は、視床下部過誤腫の笑い発作時SPECTにほぼ共通の所見である。

私の経験はビギナーズラックであったかも知れないが、手術の成功体験が定位温熱凝固術という手術法の開発・完成の原動力になり、笑い発作の研究をスタートするきっかけになった。しかし私がこの手術を始めた初期の頃、この手術に対して他の脳外科医やてんかん外科医は懐疑的であり、「眉唾だろう」と全く信用しない大先輩もいたが、信用して患者を紹介してくれる先生も少なくなかった。簡単には手術できないようなリスクの高いまれな対象であり、一例一例を大切にしてこの手術法の完成に向けての経験の積み重ねであった。

最近、視床下部過誤腫が高度のてんかん原性をもつ組織であることが最新の方法で証明された〔注19〕。私たちの共同研究で、手術で取り出した過誤腫生検組織のフィールドポテンシャル（領域電位）を記録すると、高頻度の高振幅陰性棘波が記録されたのである。過誤腫以外には、同様の所見が限局性皮質異形成という大脳新皮質に認められるＭＲＩ陽性の病変でも記録された。病変そのものにてんかん原性が認められたのは、視床下部過誤腫と限局性皮質異形成（特にタイプⅡｂといわれるもの）の２つのみである。どちらも孤発性

---

hamartomas. Pediatr Neurol. 2000;23:167-8.

18　シスコム画像：SISCOM＝subtraction ictal SPECT co-registered to MRI、SPECT=single photon emission computed tomography（発作時SPECT画像データから発作間欠時SPECT画像データを引き算した画像で、発作によって血流が有意に増加した領域を図示するもので患者自身のＭＲＩ画像に重畳することにより、発作に関連して高灌流になる局在が明らかになる。）

19　Kitaura H, Sonoda M, Teramoto S, Shirozu H, Shimizu H, Kimura T, Masuda H, Ito Y, Takahashi H, Kwak S, Kameyama S, Kakita A. Ca2+-permeable AMPA receptors associated with epileptogenesis of hypothalamic hamartoma. Epilepsia. 2017;58:e59-e63.

の体細胞変異が認められることが、私たちの共同研究で明らかになった。〔注20、注21、注22〕しかし、過誤腫自体の棘波頻度は限局性皮質異形成に比べてやや不均一であった。両者のてんかん原性の最大の相違は、薬物に対する反応が全く異なることである。視床下部過誤腫のてんかん原性はジョロウグモ毒素によって完全に阻害されるということが明らかになり、カルシウム透過型AMPA受容体が関係する過興奮によっててんかん発作が起始することが明らかになった。〔注19〕AMPA受容体はほ乳類の中枢神経系では代表的な興奮性の受容体で、通常はカルシウムイオンが流入しないようになっている。この透過性をコントロールしているのがAPMA受容体のグルタミン／アルギニン位置でのグルタミン酸受容体メッセンジャーRNAの編集であることがわかっており、この機能不全がAMPA受容体のカルシウム透過性を高めてカルシウムが大量に流入することで、結果的に異常な過興奮をもたらすと考えられた。さらに、視床下部過誤腫の過興奮のメカニズムの解明により、創薬に結びつく可能性が指摘された。私たちの共同研究チームによるこの成果は世界初のものである。

一方で、限局性皮質異形成と組織学的によく似た結節性硬化症の皮質結節は、それ自体にてんかん原性を持っていない。むしろ、結節周辺部にてんかん原性が認められる。良性脳腫瘍もその周辺部にてんかん原性が存在している。病理組織学的には、皮質結節や脳腫瘍に近接してグレードの低い皮質形成異常（タイプⅢ）が存在して、てんかん原性を示すことが明らかにされて、新しい分類に取り入れられた〔注23〕。てんかん原性病変では神経細胞

---

20 Nakashima M, Saitsu H, Takei N, Tohyama J, Kato M, Kitaura H, Shiina M, Shirozu H, Masuda H, Watanabe K, Ohba C, Tsurusaki Y, Miyake N, Zheng Y, Sato T, Takebayashi H, Ogata K, Kameyama S, Kakita A, Matsumoto N. Somatic Mutations in the MTOR gene cause focal cortical dysplasia type IIb. Ann Neurol. 2015;78:375-86.

21 Saitsu H, Sonoda M, Higashijima T, Shirozu H, Masuda H, Tohyama J, Kato M, Nakashima M, Tsurusaki Y, Mizuguchi T, Miyatake S, Miyake N, Kameyama S, Matsumoto N. Somatic mutations in GLI3 and OFD1 involved in sonic hedgehog signaling cause hypothalamic hamartoma. Ann Clin Transl Neurol. 2016;3:356-65.

22 才津浩智：てんかん最前線：難治性てんかんと体細胞性変異：Epilepsy. 2018;12:93-9.

23 Blümcke I, Thom M, Aronica E, Armstrong DD, Vinters HV, Palmini A, Jacques TS, Avanzini G, Barkovich AJ, Battaglia G, Becker A, Cepeda C, Cendes F, Colombo N, Crino P, Cross JH, Delalande O, Dubeau F, Duncan J, Guerrini R, Kahane P, Mathern G, Najm I, Ozkara C, Raybaud C, Represa A, Roper SN, Salamon N, Schulze-Bonhage A, Tassi L, Vezzani A, Spreafico R. The clinicopathologic spectrum of

周囲に無数に存在するグリアがてんかん原性に関与している可能性に最近関心が集まりつつある。

さて、笑い発作の原因が視床下部過誤腫自体であり、過誤腫の手術をすれば発作を止めることができるということがわかったので、定位温熱凝固術の完成までの歴史を振り返ろう。

1例目の手術以降二〇〇一年までの4年間は、視床下部過誤腫の2例目がなく、方向性の見えないあせりがあった。二〇〇二年から二〇〇五年までは毎年1例あるいは2例の手術例で、手術のやり方を試行錯誤する連続であり、手術手技自体はまだ未成熟で未完成であった。

二〇〇一年に、エレクタ社のサージプラン®という定位脳手術用のコンピュータ・システム（ワークステーション）を導入した。これは、MRIで撮像したステレオ用の200枚以上の元画像から再構成画像を作成して、ターゲット座標とトラック（刺入路）を決定できる定位脳手術に特化した優れたワークステーションである。その実際の画像は次章で示す。サージプランを導入した後も暫くは、MRIでの過誤腫の外側の立体座標を定位脳手術用の正側頭蓋単純撮影フィルム上にプロットして過誤腫全体を可能な限り凝固するようにしていた。初期の５例の手術結果について、大学に戻った後輩が定位脳手術の低侵襲性の良さをアピールする論文を報告した〔注24〕。しかし、この報告は、ＭＲＩガイドによる手術手技とは言い難いものであった。ＭＲＩガイド定位温熱凝固術の誕生はもう少し後である。

二〇〇三年に、視床下部と過誤腫付着部の間を離断すれば発作を止めることができるという画期的な概念が発表された〔注25〕。私も離断術という概念を取り入れて、過誤腫全体を凝固する方針から付着部を可能な限り凝固離断する方針に切り替えた。そして、サージプラ

---

focal cortical dysplasias: a consensus classification proposed by an ad hoc Task Force of the ILAE Diagnostic Methods Commission. Epilepsia. 2011;52:158-74.

24 Homma J, Kameyama S, Masuda H, Ueno T, Fujimoto A, Oishi M, Fukuda M. Stereotactic radiofrequency thermocoagulation for hypothalamic hamartoma with intractable gelastic seizures. Epilepsy Res. 2007;76:15-21.

25 Delalande O, Fohlen M. Disconnecting surgical treatment of hypothalamic hamartoma in children and adults with refractory epilepsy and proposal of a new classification.Neurol Med Chir（Tokyo）. 2003;43:61-8.

ンを応用した離断術を試行錯誤して手術手技をブラッシュアップさせていった。

二〇〇五年に、サージプランを用いたＭＲＩガイドの定位温熱凝固術を考案し、この手術法の原型を確立した。これはかなり画期的なアイデアで、ターゲットとトラックを術前にプランニングできるサージプランというワークステーションがなければできなかった。そのためにＭＲＩガイドというのを頭に着けることにした。詳細は、次の章で明らかにする。

私は、この新しい手術手技の良さを対外的にアピールして、患者さんたちに知ってもらうことが大切と考えて、病院のホームページに視床下部過誤腫と笑い発作とはどういうものであるかということ、定位温熱凝固術を行えば笑い発作がなくなる可能性が高いということを、掲載した。国内では、笑い発作とその手術的治療に関する情報はこのホームページが唯一のものであった。これ以後も、ホームページを頻回に更新して情報発信を行った。

二〇〇八年には、視床下部過誤腫センターをてんかんセンター内に設立し、海外からの患者の受け入れを可能にした。二〇一〇年、ブラジルから視床下部過誤腫の患児が来院したのを皮切りにして、海外から患児が定期的に入院するようになった。私の二〇〇九年の英文論文〔注12〕の影響が大きかった。英語のページも作成した。個人的なネットワークで通訳団を組織した。ハングル、ロシア語のホームページも次々に作成した。ロシアからの患者が二〇一三年から急増したため、新潟在住のロシア人女性を非常勤通訳として採用した。多国語ができるために海外からの患者の窓口業務も担ってくれている。海外からの患者の受け入れのための病院のシステムを新たに構築するために、病院長の立場が大いに役だった。看護職員をはじめ病院スタッフは豊かな国際色に戸惑いながらも患者への対応やその家族との会話を苦労しながら楽しんでいるように感じられた。

一九九七年の第1例目から二〇一九年末までの22年間の集計では、２１７例の患者（男女比：１３２対85、発症年齢の中央値は1歳：0歳―11歳、初回手術時年齢は中央値８歳：1・7歳―51歳）に対して再手術を含めて２８２回の定位温熱凝固術が行われた。最多の年は、定位温熱凝固術を月に4回施行したこともあった。国内患者に混じって、海外16ヵ国からの患児66人の手術を行った。その内訳は、インド、ブラジル、ロシア（35例）、韓国（11例）、ペルー、ブルガリア、スロベニア、トルクメニスタン、パキスタン、米国、中国、イラン（6例）、カザフスタン（3例）、シンガポール、タジキスタン、ベラルーシなどである。例数を示していないのは1例のみである。ロシアの患者が最多であるが、病児のためのチャリティーファンドの援助が大きい。ロシア以外ではファンドの関与はないようである。次いで韓国が多い。例数の多い国では、患者家族のつながりが強いため十分な情報交換がされて治療希望が多くなっている。大型の視床下部過誤腫例が多く、他の外科治療施設では治療困難な事情がある。ロシア人通訳がファンドとの仲介や術後経過のフォロー、術後観察あるいは再手術のための再入院手続きなどにも活躍してくれている。

また、国際的な視床下部過誤腫の患者会（Hope for Hypothalamic Hamartoma：http://www.hopeforhh.org/）が組織されていて、ホームページからいろいろな情報を得ることができる。また、視床下部過誤腫やてんかん治療に関係する医師がそのMedical advisory board（医学的顧問会議）を組織していて、私の後の視床下部過誤腫センター長である白水洋史博士が会議メンバーとして活動している。日本というより西新潟中央病院からの患者登録が最多であるという。

三．笑い上戸の患者

二〇〇九年のある日の外来を50歳の男性が受診した。開業医からの手書きの紹介状を持参していた。それには、

「この患者さんが自分は視床下部過誤腫という病気を持っていて、そちらの病院に紹介状を書いてほしいと頼まれたから仕方なく書きましたので、診てやってください」と驚く内容であった。

問診すると、

「自分は3歳の頃から笑い発作があって、自分ではそれを止められない。『笑い上戸』といわれてからかわれたこともあるし、それを隠すようにしてやってきた。親も信じてくれない」という。一緒に来た年老いた両親は、ただただ怪訝そうな顔をしているばかりで、「変だと思ったことは一度もない」という返事であった。

自分の笑い症状をしっかりとメモしてあり、

「毎日笑うわけではないが、笑い始めると4、50回も笑いが繰り返して、自分では笑いの繰り返しを止められない。全然愉しさは感じない。意識は保たれていて、薄れることも

ない。ずっと、笑い上戸と思っていた」という。さらに、「自分では成人してからいろいろと調べたし、あちこちの病院にもかかったが原因はわからないし、自分の症状を理解してくれる病院はなかった。インターネットでずっと『笑い上戸』を調べていた。そうしたら、『笑い発作』というのがヒットして、こちらの病院のホームページにたどり着いた。内容を読むと、自分の症状とよく合うことがわかったので、自分には必ず視床下部過誤腫があると思う」と話してくれた。

最初は半信半疑であったが、知能も高く笑い発作（？）以外の発作もなく、家庭を持っているということから行動の問題もなさそうである。

もし視床下部過誤腫があったとしても、かなり小さいものであろうと予想しつつMRIを撮ってみることにした。

他の患者さんを診察して待っていると、放射線技師から

「先生、ありましたよ！」

と興奮した電話をもらった。まさに予想通り、小型の直径約8ミリの視床下部過誤腫が見つかった。

視床下部過誤腫を疑って検査しなければ見逃してしまうような大きさだった。

「あなたのおっしゃるとおりに、視床下部過誤腫が見つかりました」

というと、嬉しそうな顔で

「ありがとうございました」

とホッとしたような表情を見せた。

この例はインターネット情報が生かされた好例で、患者の自己診断が的中したという貴重な経験であり、このような例は他にはない。また2番目に高齢の視床下部過誤腫患者であった。この例で明らかになった重要な点は、意識が保たれていても、愉しさの情動を伴わない笑いの発作であること、笑いの繰り返しを自分の意志で止めることができない病的な笑いであるということであった。笑い発作がてんかんの発作である証拠であり、てんかんの発作であるために自分の意志では抑止できないということが笑い発作を止められないということなのだと理解できた。「笑い上戸」の正体は笑い発作ということだった。さらに、冠動脈疾患を合併していて抗凝固療法が行われていた。そのため全身麻酔ではなく完全静脈麻酔で定位脳手術を完遂した。2トラック2凝固のみを行なった。一度は笑い発作が消失したが再発したので全く同様に再手術を行なったが心配された合併症もなく、笑い発作は消失した。リスクファクターがある患者にも、安全に定位温熱凝固術を行えるという自信を大きくした。

この症例のような特殊な経験をした後でも、意識が保たれていながら大きな笑い声を伴う笑い発作の例をたくさん経験した。例外なく愉しさの情動がなく自分では笑いを止められないと話していた。この点が、自然な笑いとてんかん性の笑い発作との大きな違いであると認識できた。なぜ、笑い発作には愉しさの情動を伴わないのかの謎解きを迫られたわけである。論文を渉猟すると、一九七一年のガスコンとロンブロソの論文〔注26〕にはすでに視床下部過誤腫の笑い発作が私の症例と同様に愉しさの情動を伴わないことが明記されていたが、その理由に関しては何も記載されていなかった。さらに他の論文を探すと、カーンの論文〔注27〕の発作時ステレオ脳波の図の中には、扁桃体にはてんかん伝播が認められないことを発見して、これが理由ではないかと考えるようになった。しかし、笑い発作時SPECTを研究してその結果の考察から二〇一〇年に視床下部過誤腫のてんかん伝播についての論文〔注13〕をまとめるまでその謎解きができなかった。第三章でその謎解きを行うつもりである。

四．笑い発作はてんかん発作

笑い発作が、てんかんの発作の一つの特殊型であることをわかっていただけたと思う。発作の表現型が普通の笑いに近いために笑い発作と名付けられている。前述のように視床下部過誤腫は、ほぼ全例が笑い発作という特殊なてんかん発作を出すが、愉しさを伴わない笑いがほとんどであるのが不思議である。

笑い発作のことを英語でgelastic（笑い）seizure（発作）というが、gelasはギリシャ語の歓喜を意味するといわれ、一九五七年に初めてgelastic epilepsy（笑いてんかん）という用語が使われた〔注28〕。ところが、前述のように視床下部過誤腫の笑い発作は通常愉しさを伴わない発作であるからgelastic seizureというのも変であるが、この名前が定着しているる。笑い＝歓喜と考えられたことによると思う。最も古いてんかん性笑いの報告は一九世

26　Gascon GG, Lombroso CT. Epileptic（gelastic）laughter. Epilepsia. 1971;12:63-76.
27　Kahane P, Ryvlin P, Hoffmann D, Minotti L, Benabid AL. From hypothalamic hamartoma to cortex: what can be learnt from depth recordings and stimulation? Epileptic Disord. 2003;5:205-17.
28　Daly DD, Mulder DW. Gelastic epilepsy. Neurology. 1957;7:189-92.

紀後半であるとされていて、かなり古い時代から笑い発作の存在は知られていたようである。笑い発作と視床下部過誤腫が関係することを初めて記載したのは、リストら（一九五八年）である。〔注29〕彼らは自験例2例を含む16例の文献的レビューを行い、思春期早発症と過誤腫の関連を論文にしたが、自験例と他の1例のみに笑い発作があったことを報告した。また、過誤腫例は発症が生後間もないこと、知能低下や異常興奮などの行動異常が過誤腫の大きい例で起こりやすいことなどを、すでにまとめている。一方、本邦での確定診断例の報告は、一九七九年にタケウチらが視床下部過誤腫による思春期早発症と笑い発作をもつ9歳男児例について、CT所見とともに文献的考察を加えて報告したのが最初である。〔注30〕

一般の人は笑い発作があるということも知らないし、笑い発作がてんかんの発作であると気づく人は少ない。普通の笑いと区別することはなかなか困難なことも多く、母親でも実際に笑い発作がいつから始まったかをわからないこともある。しかし、明らかにおもしろい場面でないときに変な笑いをする子どもの変化に敏感に気づいている母親もいる。

てんかんは、「大脳皮質の神経細胞の過剰発射が原因」と定義されているが、視床下部過誤腫はその定義に当てはまらない。大脳皮質よりも深部にあるという意味の皮質下のてんかん原であることから皮質下てんかんのモデルとされている〔注31〕。

てんかんという病気は、人口１００人に１人の患者がいるといわれるくらいにありふれた脳の病気で、人類発祥と共に存在したと考えられている。通常は薬物治療が有効な良性の病気である。またイヌやネコにもてんかんがあり、人間と同じくらいの頻度とされている。歳をとると脳を持つ動物であれば脳に異常があるサインとしてんかん発作が出ることが多い。加齢に伴う高齢発症てんかんの急増が近年注目されている。どこの学校でもてんかんをもつ小児がいる可能性があるという計算になるので、てんかん発作をみかけたことがあるのではないかと思う。昔は、得体の知れない症状として忌み嫌われ偏見に晒されていた。てんかん発作は「全身をのけぞらして四肢をガクガクとけいれんさせる発作」を

29 List CF, Dowman CE, Bagchi BK, Bebin J. Posterior hypothalamic hamartomas and gangliogliomas causing precocious puberty. Neurology. 1958;8:164-74.
30 Takeuchi J, Handa H, Miki Y, Munemitsu H, Aso T. Precocious puberty due to a hypothalamic hamartoma. Surg Neurol. 1979;11:456-60.
31 Kerrigan JF, Ng YT, Chung S, Rekate HL. The hypothalamic hamartoma: a model of subcortical epileptogenesis and encephalopathy. Semin Pediatr Neurol. 2005;12:119-31.

想像させるが、驚くほどいろいろな発作型がある。実は、けいれんを伴わないてんかん発作が多い。そのなかでも笑い発作はきわめて珍しい発作型であり、遭遇することはほとんどない。

笑い発作にも、大きな声を出して笑う発作と表情だけの笑い発作が区別できる。いろいろな笑いかたがあって、ゲラゲラ笑いやアハハ笑いのような大きな声を出す笑いかた、ニヤニヤ笑いや笑い泣き、泣き笑いするものまでそれぞれ独特の笑いかたをする。一人が、たくさんの笑いかたを表すことはむしろ稀で、いつも同じ笑いかた（ステレオタイプの笑い）をするのが特徴である。「笑い発作をみたら視床下部過誤腫をまず疑え」というくらい、笑い発作は視床下部過誤腫の主症状として有名で、ほとんど例外がない。主要な発作症状が笑い発作であるのは視床下部過誤腫しかなく、発作頻度も日単位（毎日発作があるという意味）ときわめて高い特徴がある。笑い発作があれば視床下部過誤腫が存在する可能性がきわめて高い。笑い発作が視床下部過誤腫と特異な関係にあることが理解されるようになったのは、比較的最近のことである。この特異的な強い関連性についての疑問は後の章で解明するつもりである。また、視床下部過誤腫以外の笑い発作も稀に存在する。いろいろな原因の笑い発作があるが、最近英国から報告された笑い発作の頻度は、てんかん患者2446例中の19例（0・8％）といわれている。[注32] このうち、7例は視床下部過誤腫、6例は側頭葉てんかん、前頭葉てんかんと頭頂葉てんかんが一例ずつのほかは、起始を確定できなかったという。この報告のように、視床下部過誤腫以外にも、側頭葉てんかんや前頭葉てんかん、頭頂葉てんかんでも稀に笑い発作を出す患者がいる。この場合の笑い発作も、実は笑い発作という表現型を出すしくみは視床下部過誤腫の笑い発作と基本的に共通のネットワークの存在があることが私にはわかってきた。このネットワークについては後の章で解説する。

笑い発作を来す視床下部過誤腫の有病率は、スウェーデンのブランドベルグら（二〇〇四年）の報告によって20万人に1人とされ、[注33] 極端に珍しい病気であるが、視床下部過誤腫以外の笑い発作は頻度がもっと低く報告例も少ない。

てんかん性笑い発作の定義として、ガスコンとロンブロソの報告[注26]から次のように考えら

32　Kovac S, Diehl B, Wehner T, Fois C, Toms N, Walker MC, Duncan JS. Gelastic seizures: incidence, clinical and EEG features in adult patients undergoing video-EEG telemetry. Epilepsia. 2015;56:e1-5.

33　Brandberg G1, Raininko R, Eeg-Olofsson O: Hypothalamic hamartoma with gelastic seizures in Swedish children and adolescents. Eur J Paediatr Neurol. 2004;8:35-44.

れている。

1. 同じステレオタイプの笑いが繰り返される
2. 笑うための外的誘因がない
3. 強直性や間代性の運動、意識消失、自動症などのほかのてんかん性症状を伴う
4. 発作間欠時や発作時脳波でてんかん性異常波を認める
5. 病的笑いの原因になるような脳疾患がない

さらに、側頭葉てんかんの笑い発作は愉しさを伴うが、間脳性（つまり視床下部過誤腫）の笑い発作は愉しさを伴わないと考察している。2のおもしろいという情動を誘うような外的誘因がないことや、5の強迫笑いの原因がないことを列記していて、この定義と鑑別は今も生きていると思っている。3と4は笑い発作がてんかん発作であることを明記している。笑い発作に愉しさの情動を伴うかどうかの違いは笑い発作の生じる脳内のネットワークを考えると重要な側面であるが、第三章でその違いについて詳しく論じる。

視床下部過誤腫の笑い発作は、新生児期から発症することから先天的な病的笑いの一種と考えられる。笑い発作自体が珍しいため笑い発作とわかりにくい発作もあり、成人例では発症年齢が不明確な場合もあるが、小児では普通の笑いと笑い発作を明確に区別できて

いることが多い。笑っている間意識が保たれている発作と、だんだん意識が減損して反応がなくなる笑い発作も区別できる。意識があっても愉しさを感じないのが、視床下部過誤腫の特徴である。すごく稀に、愉しさを感じるという患者がいるが、例外的であり、実際に愉しさを感じているのか思い込みなのか鑑別がむずかしい。視床下部過誤腫が小さい場合には、意識が保たれる笑い発作が多いようである。意識が保たれる患者に、笑い発作の後で「愉しくて笑うのかどうか」を尋ねると、「愉しい感覚はなくむしろ苦痛だけれど自分で笑いを止めることができない」という。笑わされているという脅迫的な感じがあるようである。自分で発作を止めることができないのはてんかん発作の特徴である。このことは、笑い発作が病的であることと、情動に関係するところが関与しないということを示唆しており、笑い発作のしくみを考える上で大きなヒントになった。笑い発作と情動的な笑いとの違いは情動のしくみが関与するかどうかということではないかと考えるようになった。

笑い発作の時、左右非対称の笑いが観察される症例も多いが、非対称に気づいている母親もいる。私も、たくさんの症例の経験から笑い発作の非対称に気づいたが、この非対称に関する論文は皆無であった。過誤腫がどちら側の視床下部に付着するかの指標になる可能性が出てきたために重要なサインであると考えるようになった。

また泣き発作も知られている。私の経験した泣き発作だけの一例にも視床下部過誤腫があり、定位温熱凝固術で泣き発作が消失したことから、てんかん原性は視床下部過誤腫にあったと考えられ、笑い発作と泣き発作の症候は表現型のみが異なるてんかん発作と考えられる。カーンの論文でも視床下部過誤腫による笑い発作と泣き発作が報告され、過誤腫を電気刺激すると本来の発作を誘発できることが報告されている。[注27] 泣き笑いや笑い泣き様の発作を示す例もある。泣き発作と笑い発作の両者がある場合はすべて視床下部過誤腫の例であったと報告されている。[注34] 笑い発作と視床下部過誤腫の関連は特異的であるが、どのような場合に泣き発作になるのかはわかっていない。何れにしてもビデオなどで発作症候をよく観察することが大切である。違いは何かを後で論じたいと思う。

視床下部過誤腫は先天的な奇形的腫瘤であるから、笑い発作の発症が新生児期に多いのも頷ける。新生児室で笑い声が聞こえるということで助産師に気づかれて診断された赤ちゃんもいた。おなかの中でも、笑い発作が出ていたのではないかと考えられるくらいである。赤ちゃんは生後4ヵ月頃から笑いはじめるので、新生児期に声を出して笑うのは病的ということになる。ほかに、顔をゆがませたり引きつらせたりするだけの笑い発作とは言い難い発作もあるので注意が必要である。笑いが出そうになる程度の発作（pressure to laugh）も報告されている。これを笑い発作の強さの違いと考えるか臨床経過による笑い発作の変容と考えるか理解しづらい点である。何れにしても、笑いに近い同じような症状が繰り返す場合は、笑い発作を疑って視床下部過誤腫の存在を検索する必要があるということである。

五．笑い発作時の顔面非対称

50例ほどの視床下部過誤腫の笑い発作を観察した頃、笑い発作の時に笑い表情に非対称のある患者がいることに気づいた。表情の非対称はそれほど顕著ではないため、最初は個人的なステレオタイプの表情の違いくらいにしか考えていなかったが、注意して観察する

34 Blumberg J, Fernández IS, Vendrame M, Oehl B, Tatum WO, Schuele S, Alexopoulos AV, Poduri A, Kellinghaus C, Schulze-Bonhage A, Loddenkemper T. Dacrystic seizures: demographic, semiologic, and etiologic insights from a multicenter study in long-term video-EEG monitoring units. Epilepsia. 2012;53:1810-19.

と笑い発作の非対称が何か意味のある現象であるように思えてきた。その後の症例の約60％の患者に笑い表情の非対称があることがわかり、口角が上がる側が視床下部過誤腫付着部のある側とほぼ常に反対側であることがわかった。片側性付着例では例外なく付着部と反対側の口角が上がる非対称性笑い発作であった。両側性の付着をもつ例でも優勢な側と反対であることがほとんどだった。両側付着例で優勢な付着側と同側であった非対称性笑い発作は4例に過ぎなかった。非対称性笑い発作からＭＲＩでの付着側を予測可能であるということは、側方性徴候（lateralizing sign）という医学的に重要な症状であることが明らかになった。この側方性徴候は、二〇一一年からの5年間の１０３例で分析・計算すると、陽性的中率（positive predictive value）は約78％で、診断的オッズ比は6・08と統計学的にも有意で信頼性が高い結果であり、非対称性笑い発作（Asymmetric gelastic seizure）と命名した。[注35] 左右に別々に独立した非対称を認めた4例では視床下部過誤腫が両側付着のタイプであった。この結果から、両側付着例では付着部の大小に関わらず両側半球に発作が伝播する可能性が高いことが明らかになり、両側付着部に対して両側共に離断術を行う必要があることを明瞭に示唆していた。初期の頃から両側の過誤腫付着部を温熱凝固・離断するという方針を貫いてきた私の信念に対してもう一つの理論的根拠を与えることになった。一方、発作時脳波や発作時SPECTが局在性や側方性を示す場合は、どちらの大脳半球へ伝播するのかという指標となるが、何れも的中率やオッズ比が低かった。これは、視床下部過誤腫が皮質下てんかん原性の病変であることが理由と考えられる。片側の大脳半球への伝播が疑われる所見を示す場合はある程度参考になった。手術側を決めるときにMRI所見の側方性とシスコムの側方性所見を参考にしたことは根拠があると考えられた。しかし、発作間欠時の脳波異常は非対称性笑い発作の側方性とは関連性が低かった。頭皮脳波には前頭葉内側部の機能的状態が反映されにくいとされており、視床下部過誤腫で起始したてんかん波が、発作間欠期でも大脳半球に伝播して前頭葉内側部を興奮状態にしていることが疑われるが、それが脳波に反映しない理由であると考えた。しかし直接的な証明はできなかった。同側の前部帯状回や補足運動野の皮質に笑い発作が伝播して、反対側表情筋の筋緊張を高めることが非対称性笑い発作を生じる原因であると信じている。

35 Kameyama S, Shirozu H, Masuda H. Asymmetric gelastic seizure as a lateralizing sign in patients with hypothalamic hamartoma. Epilepsy & Behavior. 2019;94:35-40.

私は、ＭＲＩ所見を参考にして視床下部過誤腫の付着部の優位側から手術をすることを原則としているが、両側付着の過誤腫には非対称性笑い発作の強い側の反対側からアプローチをするという大きな指標になることがわかった。両側付着がほぼ左右対称であっても、ＭＲＩの視床下部過誤腫付着部を前から後ろまで詳細に検討すると付着部の優位性が明らかになる例が多い。ほとんど左右対称の両側付着は２例にしか認めなかった。しかしアプローチ側を迷う場合は、非対称性笑い発作の側方性やシスコムでの高灌流所見を参考に決めることになる。左右独立した非対称性笑い発作の例でも、ＭＲＩでの付着優位側からアプローチ側を決定した。手術結果から手術側が正しかったことを証明している。１例では、シスコムの結果を参考にして非優位側からアプローチを行った。しかし、笑い発作が再発したため、初回と同側からアプローチして第三脳室経由で反対側付着部に対して温熱凝固術を行い、発作は消失した。この研究で明らかになったように、両側付着例は両側に独立して伝播するため両側付着部の離断術が不可欠である。しかし、両側からのアプローチでは両側視床下部を障害して遅発性に内分泌異常を来すリスクがあることが明らかになったため、片側から第三脳室経由で反対側の付着部も同時に離断する方法である第三脳室経由アプローチという手術手技を二〇一三年に開発した。一期的な片側手術で両側付着部に対して温熱凝固して反対側の視床下部を温存できる方法である。この新手技の採用により、付着の優位側を考慮するよりも両側付着部に対して一期的に容易に反対側付着もいっしょに温熱凝固できるようにアプローチできる側を選択するのが実際的であることが明らかになったため、ＭＲＩガイドのサージプラン作成がより重要であることがこの手術手技に確固たる地位を与えたと考えている。第三脳室経由アプローチについては次の章で詳しく解説する。笑い表情になぜ非対称が生じるのかという理由については第四章で謎解きをしたいと思う。

六．笑い発作以外のてんかん発作

視床下部過誤腫の患者では、約90％の患者が笑い発作以外の発作型も持っている。笑い発作が出始めてから平均して3年くらいすると、笑い発作以外のいろいろな種類のてんかん発作が加わってくる例が多い。笑い発作以外で一番多い発作が、意識が途切れて動作を停止してボーっとしているという症状を示す発作（意識減損発作という）である。次に多いのは、発作が脳全体に伝播して全身がけいれんするいわゆる大発作という状態になる場合で、これを焦点両側けいれん発作（二次性全般化発作）という。てんかんというと、このような発作のことをすぐにイメージする人が多いと思う。3番目に多い発作は、全身を短時間硬くする発作で、強直発作という。その他にもいろいろな発作を認めるが、笑い発作以外の発作はすべて視床下部過誤腫そのものから出る発作ではない。視床下部過誤腫から発生したてんかんが脳のどこか（どこかは明らかになっていない）に伝播して、そこで二次的にてんかん発作が生じる場所が新たに作られることが原因であると考えられている。いわゆる二次性てんかん原性による発作と考えられる。二次性てんかん原は経過時間が長くなると視床下部過誤腫とは独立してそれ自体から発作を生じるようになり、難治になっていく。視床下部過誤腫症候群におけるこの現象は、ケリガンらによって二次性てんかん原のモデルとされた。〔注31〕またカーンらは、〔注27〕定位脳手術的に脳内のいろいろな部位に留置した深部電極により笑い発作を記録して、視床下部過誤腫から前部帯状回に伝播した後に大脳のいろいろな部位に伝播して二次性の焦点が形成されると考察した。この論文の注目すべき点は、前部帯状回にてんかんが伝播するという直接証拠を示したことである。さらに私が彼の論文の図で看破したことであるが、扁桃体には伝播しないことを見つけたことは大きな意味を持っている。笑い発作はほぼステレオタイプで一定しているが、笑い発作以外の発作が症例によって均一でないのは、笑い発作を作る回路から二次性に伝播する大脳皮質が一定していないため、二次性のてんかん焦点の形成が一箇所ではない可能性も示していると考えられる。どこに伝播したらどのような二次性のてんかん発作になるかは明らかになっていない。そのためいろいろな型の発作が出ることになり、複数の発作型を持つ例も少なくない。

笑い発作以外のてんかん発作が起こり始めて外科治療が行われるまでの期間が長くなると、この二次性てんかん原が視床下部過誤腫とは独立したてんかん原となるため、視床下部過誤腫を手術して笑い発作を消失させても、笑い以外の発作が残存してしまう結果になる。これが、成人では約30％が笑い発作以外の発作が残存しやすいという大きな理由である。したがって、二次性てんかん原が形成されてもまだ独立していない小児期の早い時期に、視床下部過誤腫の診断と手術が行われるべきであるという方針の根拠になっている。視床下部過誤腫の笑い発作は、薬物治療が有効でない難治てんかん発作であることが分かっているため、その診断がついたらすぐに手術を計画するくらいの方が笑い発作の消失、笑い発作以外の発作の消失、知能低下や行動異常の改善にも当然良い結果が期待できる。笑い発作を消失させることがすべての難治な臨床症状を改善させうるということを理解するべきである。

ここで難治てんかんということについてもう少し明確にしておきたい。難治というのは、あくまでも抗てんかん薬が有効でない発作という意味に使われる。定義としては、有効と考えられる抗てんかん薬を2ないし3種類試しても発作のコントロールが困難なてんかん発作を有するてんかんという意味である。てんかんは病気の名前で、てんかん発作はその症状を示す言葉である。したがって、「○○発作をもつ○○てんかん」というような診断をする。難治性の判定はどこでするかということも重要であるが、通常は治療開始から2年程度とされている。しかし、最近は早期の外科適応を考慮する観点から期間は重要でなくなっている。〔注36〕抗てんかん薬を十分に試しても発作を止めることができない場合は難治てんかんと判定して、外科治療を積極的に考慮することが薦められている。また、外科治療を考慮する場合、発作が患者のＱＯＬを悪化させていることも重要である。意識がなくならない発作や、意識がなくなる発作であっても短時間の持続で生活上の問題がない患者、もっぱら夜間就寝中の発作だけに限られている患者では、外科治療の適応に関して十分な検討が必要であるとされている。てんかんの手術後に発作が消失して脳波も正常化して抗てんかん薬が中止できれば、完全治癒も期待できるが、視床下部過誤腫の場合は定位温熱凝固術の術後長期に追跡すると、47％で断薬が可能であった。〔注37〕難治てんかんでは抗てんかん薬の多剤併用も知能などに悪影響を及ぼしているので、機能改善には減薬より断薬できることのほうが重要である。

また、ＭＲＩ異常を認めるてんかん患者は発作再発リスクが高く難治てんかんになりやすいとされ、ＭＲＩ異常そのものがてんかんの原因になっているかどうかを判定して外科治療を考慮することは妥当なことである。視床下部過誤腫以外でもてんかん原性病変を切除できれば発作消失が70～80％で得られる場合が多い。逆に難治てんかん患者であってもＭＲＩ異常が明らかでない場合は、発作焦点の局在診断がむずかしく、発作消失率は50％程度と外科治療成績が悪いことが国内外から報告されている。

この章では、笑い発作と視床下部過誤腫の強い関連性をまず知っていただけたと思う。

36 てんかん診療ガイドライン二〇一八．日本神経学会監修、医学書院．二〇一八年．

37 Shirozu H, Masuda H, Kameyama S. Long-term seizure outcomes in patients with hypothalamic hamartoma treated by stereotactic radiofrequency thermocoagulation. Epilepsia. 2021;62:2697-706.

私が笑い発作の研究と視床下部過誤腫の外科治療法の完成をライフワークとして取り組んできた小史を読み解いていただければ幸いである。

第一章のまとめ

1. 笑い発作は、極めて稀なてんかん発作の一種である。
2. 視床下部過誤腫という先天性の奇形腫が笑い発作の原因であり、ほぼ100%の特異性があり、発作頻度が高いのが特徴である。20万人に1人という有病率である。
3. 新生児、乳児でのてんかん発症が多い特徴がある。
4. 視床下部過誤腫は孤発性の場合でも、体細胞遺伝子変異が認められることが多い。
5. 過誤腫に存在するAMPA受容体異常がてんかん発作起始の原因である。
6. 笑い発作は過誤腫内でてんかん発作が起始し過誤腫外に伝播して笑いという発作症状が生じる。発作起始から笑い症状（症候）発現まで数秒の時間差がある。
7. 笑い発作は、愉しさの情動を伴わない笑いの繰り返しで随意的に抑止できない。
8. 顔面非対称の笑い発作がある場合はその反対側に過誤腫付着部がある可能性が高

い。

9. 視床下部過誤腫は、約90％で笑い発作以外のてんかん発作を二次性に合併する。

10. 笑い発作は薬物難治性で外科治療が必須であり、私が完成させた定位温熱凝固術により発作を消失させることが出来る。術後の断薬も約半数で可能になる。

第二章　視床下部過誤腫と新しい外科治療法の完成

この章では、視床下部過誤腫症候群の疾患概念の詳細と、笑い発作の外科治療として私が開発・完成させた視床下部過誤腫に対するＭＲＩガイド定位温熱凝固術の全貌を紹介したい。

一・視床下部過誤腫について

視床下部過誤腫は、視床下部が形成される比較的早い時期（妊娠35～40日頃という）の異常（過誤）によりできる先天奇形とされている。何がその原因かはわかっていなかったが、私たちグループの共同研究で、孤発性の視床下部過誤腫でも過誤腫そのものに体細胞性の遺伝子異常が発見されて、視床下部ができる段階での局所的な遺伝子異常が生じている可能性が考えられている。[注21、注22] 過誤という字が当てはめられているようにいわゆる「できそこない」と捉えていただければ良い。腫瘍のような形態であるが先天性の奇形的腫瘤（かたまり）で、腫瘍と奇形の中間的なものである。脳の最も奥にある視床下部の内側や下方に飛び出した腫瘍のように形成される。ＭＲＩでは小さいものでも診断可能である。直径

5ミリくらいから最大で8センチを超える巨大なものまで大きさも形もさまざまである。3センチ以上の巨大過誤腫でも、腫瘍ではないため脳や脳神経の圧迫症状あるいは脳圧亢進症状を認めない。過誤腫自体が、患児の成長とともに大きくなることはないが、少数例では嚢胞化した過誤腫や一部石灰化した過誤腫が認められる。嚢胞化した巨大過誤腫のほうが多く石灰化は稀である。正常な視床下部に似た組織で大型の神経細胞、小型の神経細胞群やグリア細胞から構成されているが正常な機能をもっていない。MRIでは正常な視床下部と明瞭に区別がつく腫瘤である（図2．1と図2．2）。視床下部は、視床と共に間脳（かんのう）に属し、その中でも最も深い傍正中部（脳の裏側、脳底部に近いところ）に存在する。脳全体の1％以下（前後径で約10ミリ）といわれる小さい部分であり、両側に対称的に存在する。機能的には生きるための中枢とされる重要なところで、内臓機能、自律神経機能、内分泌機能を調節し感情や情動との関連が強いとされる。睡眠、夢、摂食、飲水、体温調節、生殖、性行動、認知・行動の調節などを統合する大切な機能をもち、手術で到達することさえ困難でかつ恐れ多いところで、視床下部過誤腫の脳外科的手術がいかに困難かを想像できる。

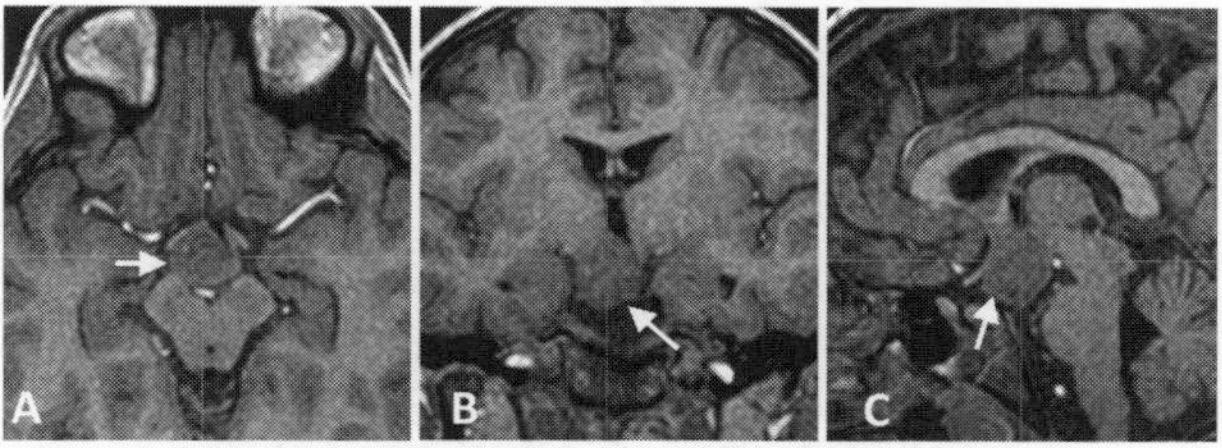

図２．１　視床下部過誤腫のMRI診断（T1強調画像で、Aは軸位断、Bは冠状断、Cは矢状断）

視床下部過誤腫（矢印）が頭蓋内の最深部にあり、右の視床下部に付着していることがわかる。周辺構造との関係も明瞭に認識できる。

Ａ、Ｃ図では視床下部過誤腫が中脳の右大脳脚のすぐ前方で視索のすぐ後方にあることがわかる。さらに過誤腫の後方正中部で脳底動脈が近接している。

Ｂ図で明瞭なように視床下部過誤腫はミックス・タイプというやや大型の過誤腫に分類される。付着は右の片側付着と分類される。過誤腫はT1強調画像では正常の視床下部より黒っぽい低信号に見え、両者の境界は明瞭で、このMRI所見をガイドにすると視床下部と過誤腫付着部を離断するための定位温熱凝固術のターゲットの設定が比較的容易であることを理解できるであろう。

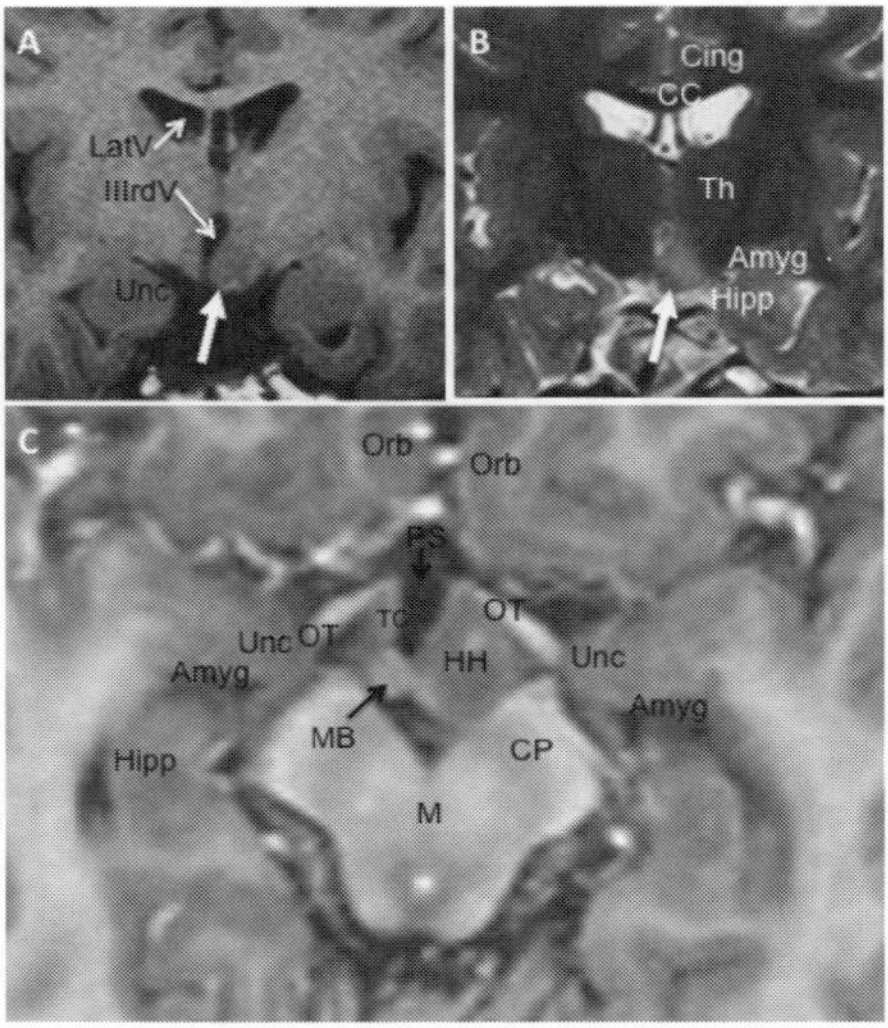

図２．２　視床下部過誤腫（冠状断MRI白太矢印）と軸位断MRIでの周辺脳構造

Ａ図：Ｔ１強調画像（過誤腫は黒っぽい低信号）、LatV：側脳室、IIIrdV：第三脳室、Unc：鉤、Ｂ図：Ｔ２強調画像（過誤腫は白っぽい高信号で、境界は比較的明瞭であることに注目）、Cing：帯状回、CC：脳梁、Th：視床、Amyg：扁桃体、Hipp：海馬、Ｃ図：視床下部過誤腫（HH）と周辺構造、CP：大脳脚、M：中脳、MB：乳頭体（左側は過誤腫により部分的に欠損）、OT：視索、PS黒矢印：下垂体柄、TC：灰白隆起、Orb：眼窩前頭回

視床下部過誤腫はほとんどが孤発性であるが、非常に稀にパリスタ・ホール症候群（多指症と視床下部過誤腫を合併する症候群で、常染色体優性遺伝をする）などの遺伝子異常（*GLI3*）を有する奇形症候群の例が含まれている。他にさらに稀に口・顔面・指症候群

（Oral-facial-digital syndrome）という視床下部過誤腫を合併する奇形症候群（*OFD1*遺伝子異常）があり、これらの症候群でも合併する視床下部過誤腫から笑い発作が同じように生じる。*GLI3*遺伝子異常や*OFD1*遺伝子異常は、孤発性の視床下部過誤腫の体細胞遺伝子異常としても知られているものである。[注21] *GLI3*や*OFD1*遺伝子変異によって、形態形成に重要な役割を果たすソニックヘッジホッグシグナルが障害されるために生じるとされ、視床下部過誤腫との関連を世界で始めて明らかにした。他にもわれわれのグループはいろいろな遺伝子異常を発見しているが割愛する。[注38]

　視床下部過誤腫でもてんかん発作のない２例（約１％）を経験している。古くは思春期早発症の原因としてもっぱら注目されて手術が試みられてきた長い歴史がある。思春期早発症は、二次性徴といって男児では声変わりや陰毛が生え、女児では乳房が大きくなり生理が始まる症状が、思春期よりも幼い子どものうちに始まってしまう早発症状である。２

38　Fujita A, Higashijima T, Shirozu H, Masuda H, Sonoda M, Tohyama J, Kato M, Nakashima M, Tsurusaki Y, Mitsuhashi S, Mizuguchi T, Takata A, Miyatake S, Miyake N, Fukuda M, Kameyama S, Saitsu H, Matsumoto N. Pathogenic variants of DYNC2H1, KIAA0556, and PTPN11 associated with hypothalamic hamartoma. Neurology. 2019;93:e237-e251.

歳以前に発現する患児もいる。思春期早発症の症状だけの視床下部過誤腫症例を含めると、視床下部過誤腫は5万から10万人に1人くらいの発症頻度とされているが、笑い発作の患者はそれよりも珍しく、スウェーデンでの調査を基にすると20万人に1人の有病率である。〔注33〕

視床下部から柄を持って過誤腫が垂れ下がるリンゴのようなタイプ（有柄タイプの過誤腫）は、笑い発作を出さないで思春期早発症のみを出すとされていて、そのような例を1例経験している。思春期早発症だけで笑い発作がなければ視床下部過誤腫があっても定位温熱凝固術の適応はなく、思春期早発症に対する薬物治療が行われる。笑い発作が珍しいために正確な診断がつかずにいた患者も少なくない。成人の2例では、他の発作があるのに笑い発作があったかどうかもわからなくなっていたが、顔の引きつりが観察されていて、笑い発作に近い症候であると思っている。笑い発作がはっきりしなくても、他のてんかん発作が定位温熱凝固術後に完全に消失する例を経験しているので、視床下部過誤腫と難治なてんかん発作があれば手術適応があると考えて良い。経過が長い例では、笑い発作かどうかにかかわらずてんかん発作型を十分に評価する必要がある。

二．ＭＲＩ診断と分類

視床下部過誤腫の存在が容易に診断できるようになったのはＭＲＩの登場後であるが、笑い発作は視床下部過誤腫に特有な最も特徴的な症状であり、ＭＲＩでその存在の検索が不可欠である（図２．１）。ＣＴでは小さい過誤腫のほとんどは診断が不可能である。視床下部過誤腫が外科治療のターゲットになったことから、その大きさや形状、視床下部の付着の仕方、乳頭体との関係などのＭＲＩ診断が極めて重要であり（図２．２）、私はまずＭＲＩによる分類法の研究から始めた。笑い発作を発症するのは無柄の過誤腫であり、視床下部の内側あるいは下方に片側あるいは両側性に付着し、Ｔ１強調画像では低信号に、Ｔ２強調画像やＦＬＡＩＲ（フレアーと呼称）画像では高信号に認められるため、正常視床下部との境界を視認することは比較的容易である。ＭＲＩで、過誤腫と視床下部との境界が明瞭なことがＭＲＩガイド定位温熱凝固術を可能ならしめている最大の要因である。

視床下部過誤腫症例を連続一〇〇例で見てみると、最大径は5～80ミリ（中央値15ミリ）、15例（15％）は最大径30ミリ以上の巨大過誤腫であった。特に、冠状断ＭＲＩの診断価値が高い。いろいろな分類法があるが明確には定義されていなかった。そこで、私は単純で明解な分類を試みた（図2．3）。視床下部過誤腫が第三脳室に対してどのように存在しているかを基準にして、分類する簡便な方法であり、定位温熱凝固術との関係で過誤腫と視床下部との付着の仕方が最も大切な所見であるために冠状断ＭＲＩ所見を基にしたこの分類は有用性が高い。冠状断での付着部の情報は定位温熱凝固術を考慮する場合に最重要であると同時に、どちら側に付着があるかはてんかん発作がどちらの大脳半球に伝播するかという指標であり、笑い発作の非対称や脳波異常に反映される要素である。付着側の優位性は定位温熱凝固術のアプローチ側を決める上で重要な情報である。矢状断を用いて、乳頭体との位置関係を重視して分類する方法もあるが、必ずしも全例が乳頭体を視認できるわけではないし、発作伝播に欠かせない付着の情報が全くないため、現在では視床下部過誤腫に対して主流となっている定位脳手術にとっては有用性の低い分類ということになる。視床下部過誤腫の分類法は歴史的な変遷もあるが、図のみでなく言葉での定義による鑑別が大切であると考えて新たな分類法を創出した。私が開発した定位温熱凝固術の適応とも大きな関係があるため、ＭＲＩ冠状断による分類法を採用した。図2．3のシェーマ図とサブタイプ分類の説明から理解して欲しい。

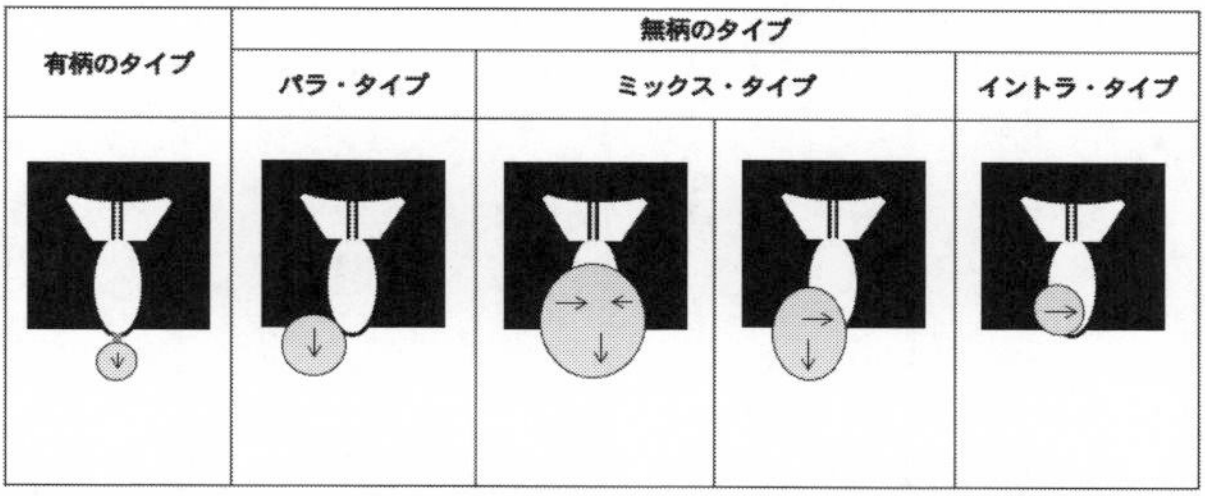

図２．３　視床下部過誤腫のMRI分類（亀山分類）のシェーマ

MRIの冠状断の拡大図を、前から見ているシェーマを図示した。正中に第三脳室があり、その上の両側に側脳室が見られる。まず、過誤腫が有柄（pedunculated type）か無柄（sessile type）であるかで二分する。笑い発作などてんかんを発症するのは無柄のタイプであり、これを第三脳室内に過誤腫が存在するかどうかで３つのサブタイプに分類する。第三脳室内に限られる過誤腫をイントラ・タイプ（intrahypothalamic type）、第三脳室内にはないタイプをパラ・タイプ（parahypothalamic type）として明解に区別し、両者の要素を共に有しているタイプに対して、ミックス・タイプ（mixed hypothalamic type）という名称を用いる。ミックス・タイプは片側付着か両側付着かを区別して分類する。その定義の詳細は次頁以降で述べる。

視床下部過誤腫のＭＲＩ分類のサブタイプを次のように定義した。〔注39〕図２．３を参照しながら確認してほしい。特に定位温熱凝固術を考慮する時にこの分類が重要で、発作伝播経路を示唆する付着部の情報が重要なのである。認知機能、行動異常、思春期早発症などの笑い発作以外の臨床症状とこの分類は良く相関することが明らかになっており、すべての視床下部過誤腫にこの分類を適応することにより、病態把握が容易である。

サブタイプ分類

１．イントラ・タイプ：第三脳室内にのみ突出して認められる過誤腫。通常は片側付着であるが、稀に両側に付着を有して第三脳室を充満していることがある。中央値10ミリで、他のタイプに比べて有意に小さい過誤腫である。ＩＱもほかのタイプに比して高く、てんかん性脳症の合併も少ない。

２．パラ・タイプ：第三脳室内には全く突出していず、視床下部から乳頭体より下方の大脳脚間窩に突出するタイプである。このタイプは比較的少ない。稀に両側に付着するパラタイプの過誤腫が存在する。中央値11・5ミリ。このタイプに近いが有柄の過誤腫は、通常てんかん発作を出さない過誤腫である。

3．ミックス・タイプ：イントラ・タイプとパラ・タイプの両方の要素を合わせ持つタイプの過誤腫。一部は第三脳室内に突出しつつ、一部は乳頭体より下方にも突出するタイプで大型である。冠状断により、第三脳室底より下方に伸びているかどうかで判断する。このタイプは、両側に付着する過誤腫（中央値22・5ミリ）も多いので、片側性の付着（中央値14ミリ）と区別する。両側付着を有するミックス・タイプは、イントラ・タイプに比して有意に大型である。知能が有意に低く、その約60％で精神発達遅滞、行動異常、思春期早発症を合併し、臨床的にイントラ・タイプとは対照的であり、重症な視床下部過誤腫症候群といえる。さらに両側の付着を介して左右に独立して伝播する可能性が明らかとなっているため、両側の付着を完全に離断しなければ笑い発作を消失させることができない。この点については後で論じる。

このタイプのなかで精神発達遅滞を有し、ＩＱの著明な低下と明らかな発達障害や機

39　Kameyama S, Shirozu H, Masuda H, Ito Y, Sonoda M, Akazawa K. MRI-guided stereotactic radiofrequency thermocoagulation for 100 hypothalamic hamartomas. J Neurosurg. 2016;124:1503-12.

能障害を合併している例は、てんかん性脳症とは異なる発達性脳症[注40]を有しており、術後に笑い発作が消失しても機能的改善が乏しいことが予想される。

4．巨大過誤腫：直径30ミリ以上の過誤腫を巨大と定義した。[注41] 従来の報告では、巨大例は症例報告がほとんどで大きさの定義があいまいであった。16例もの巨大過誤腫例の手術成績をまとめて報告したのは、私たちの報告が唯一である。この理由として考えられるのは、定位温熱凝固術では巨大過誤腫でも適応制限をしていないが、他の手術法では対象となる過誤腫の大きさに制限があるために、臨床のシリーズからは脱落している可能性があると考えられる。

巨大視床下部過誤腫のすべてがミックス・タイプであり、1例以外は両側付着例であった。巨大過誤腫に圧迫されるように大脳脚が扁平化している例や中頭蓋底を満たすほどの巨大な過誤腫が存在する例がある。しかし脳腫瘍と大きく異なる点は、機能的圧迫所見や周囲の脳浮腫など脳圧亢進症状を来す所見は認められないことである。まさに先天奇形であることを物語っている。脳神経障害を伴わないのも特徴である。巨大例には、稀に嚢胞化や石灰化を認める例がある。生まれた時から巨大過誤腫であり、児が成長しても過誤腫の増大は認めない。脳腫瘍ではない証拠である。

一般的に、過誤腫の大きさが大きくなるほど臨床的には合併症状が多くなり、機能的には重症である。後の外科治療のところで詳述するが、定位温熱凝固術以外の手術法では直径が2センチを超えるような大型あるいは3センチ以上の巨大な視床下部過誤腫に対しては手術適応がないか手術成績が悪いとされている。唯一、私の定位温熱凝固術がどんな大きさの過誤腫に対しても手術適応があり、手術成績は大きさによる差がない。定位温熱凝固術は大きな優位性を持っていることになる。その理由は、視床下部過誤腫全体を手術の対象としないで、視床下部との過誤腫付着部を温熱凝固して離断するという手術手技の理論的根拠が優れているからである。付着部と過誤腫の大きさとはある程度比例するが、視床下部自体が狭小なため付着部の大きさには限界が

40 Scheffer IE, Berkovic S, Capovilla G, Connolly MB, French J, Guilhoto L, Hirsch E, Jain S, Mathern GW, Moshé SL, Nordli DR, Perucca E, Tomson T, Wiebe S, Zhang YH, Zuberi SM. ILAE classification of the epilepsies: Position paper of the ILAE Commission for Classification and Terminology. Epilepsia. 2017;58:512-21.

41 Shirozu H, Masuda H, Ito Y, Sonoda M, Kameyama S: Stereotactic radiofrequency thermocoagulation for giant hypothalamic hamartoma. J Neurosurg. 2016;125:812-21.

あり、巨大過誤腫であっても定位温熱凝固術による離断術が適応でき、理論的には過誤腫の大きさによる適応制限はない。

三．稀少てんかん症候群（視床下部過誤腫症候群）

笑い発作を主症状として、てんかん性脳症を合併する特定症候群として、視床下部過誤腫症候群が国際抗てんかん連盟の二〇一〇年分類に取り上げられた〔注42〕。私の100例の経験からこの症候群の概要を明らかにする〔注43〕。

笑い発作は、ほぼ全例に認められたが、泣き発作だけの1例と明らかな笑い発作が確認されない1例があった。しかし泣き発作も定位温熱凝固術により発作が消失したため、過誤腫由来の泣き発作と考えられた。これらの中核的発作は、抗てんかん薬では止めることができない難治のてんかん発作で、視床下部過誤腫そのものを外科治療しなければ、発作を止めることは不可能である。外科治療が確立される以前は、発作の悪化とともに精神発達障害や行動障害が悪化して、悲惨な経過をたどる破局てんかん（catastrophic epilepsy）

の代表と考えられていた。また、私が定位温熱凝固術を開発する以前には、開頭術による視床下部過誤腫の全摘出術以外に有効な治療法がなかった。しかし、視床下部が脳の最深部に位置しており、開頭術は難易度も最高で摘出術に伴う合併症リスクの高い治療で、内科的治療も外科治療もうまくいかない難治てんかんの代表という特筆すべき存在であった。また図1．5に示したように、発作原性（発作起始部）は視床下部過誤腫の付着部近くにあり、この部分まで切除しないと発作は消失しないため、過誤腫の部分切除での発作消失率が低かった。しかし、過誤腫付着部は頭蓋底からのアプローチでは到達が困難なことが多く、全摘出は極めて困難であることが多かったと考えられる。そのため低侵襲で発作消失率の高い外科治療法の開発が急務であったが、稀少疾患であるために疾患理解も治療法の確立も進んでいなかった。

日本てんかん学会の大先輩は、思い出したように

42　Berg AT, Berkovic SF, Brodie MJ, et al. Revised terminology and concepts for organization of seizures and epilepsies: report of the ILAE Commission on Classification and Terminology, 2005-2009. Epilepsia. 2010;51:676-85.

43　亀山茂樹：視床下部過誤腫症候群と定位温熱凝固術（総説）．小児の脳神経．2016;41:197-208.

「笑い発作で視床下部過誤腫が見つかると、治療法もないために暗澹たる気持ちになることが多かった」と述懐し、私が外科治療法を開発したことに感謝の言葉をいただいた。視床下部過誤腫症候群が重症な破局てんかん症候群の代表として過酷なてんかんの歴史を背負ってきたことが、この一言でも理解できる。安全性と有効性の高い外科治療法を開発できたことを私自身のライフワークとして大変うれしく思っている。

笑い発作の発症は、0歳から11歳（中央値、1歳）で、新生児期の発症が30%と多く、1歳未満児も18%と、視床下部過誤腫の約半数が1歳未満で笑い発作を発症するということは、てんかん原性疾患である視床下部過誤腫が先天奇形であることを反映している。笑い発作は薬物難治てんかんであるが、約90%に笑い発作以外のてんかん発作を合併して薬物治療が無効な発作が多かったが有効な発作もあった。笑い発作の発症後平均して3年で笑い発作以外の発作を合併した。その種類は、意識減損発作、二次性全般化発作（焦点両側けいれん発作）、強直発作、脱力発作、ミオクロニー発作（ピクンとなる発作）やスパスム（短い発作を繰り返すような発作）が認められた。笑い発作以外は、視床下部過誤腫から伝播した他の皮質部位に形成された二次性てんかん原より起始する発作と考えられている。成人では、笑い発作が手術によって消失しても非笑い発作が残存しやすいことが知られている。笑い発作が術後に残存すれば再手術をして笑い発作を止めることはできるが、非笑い発作は、発症から手術に至るまでの罹病期間が長いと二次性てんかん原が独立したてんかん原になっているために、その残存例に再手術しても非笑い発作を抑制できないことは理解できる。どこの大脳皮質から二次性に出ているのかの評価が困難であるために非笑い発作に対する再手術は成功しないと解釈されている。

四. てんかん性脳症

この症候群は、てんかん発作以外にもいろいろな症状を伴う頻度が高いのが特徴である。前述したように、合併する知能低下と行動異常の両者を含めててんかん性脳症(epileptic encephalopathy)という。てんかんという病態が原因の脳症状と考えられている。なぜ視床下部過誤腫症例にだけこれほど高頻度にてんかん性脳症を合併するのか、私はヒントを見つけているがまだ完全には解明されていない。しかし、外科治療によりこの症状が改善することは私たちの検討以前にも知られ、治療可能なてんかん性脳症

(treatable epileptic encephalopathy)とされている。[注44]知能低下(IQが70未満で知的に遅れた状態)は視床下部過誤腫の約50%の患者に認められる。私たちのグループは、知能低下について神経心理学的検査を定位温熱凝固術の前後で検討し、手術後に平均7・6ポイントの有意な改善を認めた。また術前の認知機能の低下と他の要因との相関を多変量解析した。[注45]それによれば、術前の知能低下は過誤腫の大きさや抗てんかん薬数の多さと明らかに相関し、術後の改善の良さは罹病期間と相関して罹病期間が短いほど改善が良かった。これは、罹病期間が長いと脳波異常が強くなることや服薬数が増えることによる機能低下が増強される影響が考えられる。一方、術前の精神発達障害が強い例では、術後に改善しない場合があり、てんかん性脳症とは異なる発達性脳症や二次性てんかん原性による認知機能障害があることが考えられた。二〇一七年の国際抗てんかん連盟・分類用語委員会報告では新たに、発達性脳症とてんかん性脳症という概念を導入して両者を区別した。[注40]両者の合併もあり得る。基本的には、てんかん性脳症はてんかん発作が消失したり改善したら脳症状も改善する。一方、発達性脳症は遺伝子異常などに伴う脳障害であり、てんかん発作が軽減しても脳症状は改善しない病態である。てんかん性脳症と発達性脳症ならびに視床下部過誤腫の手術後に脳症の改善が期待できるかどうかの関係を次の図で説明す

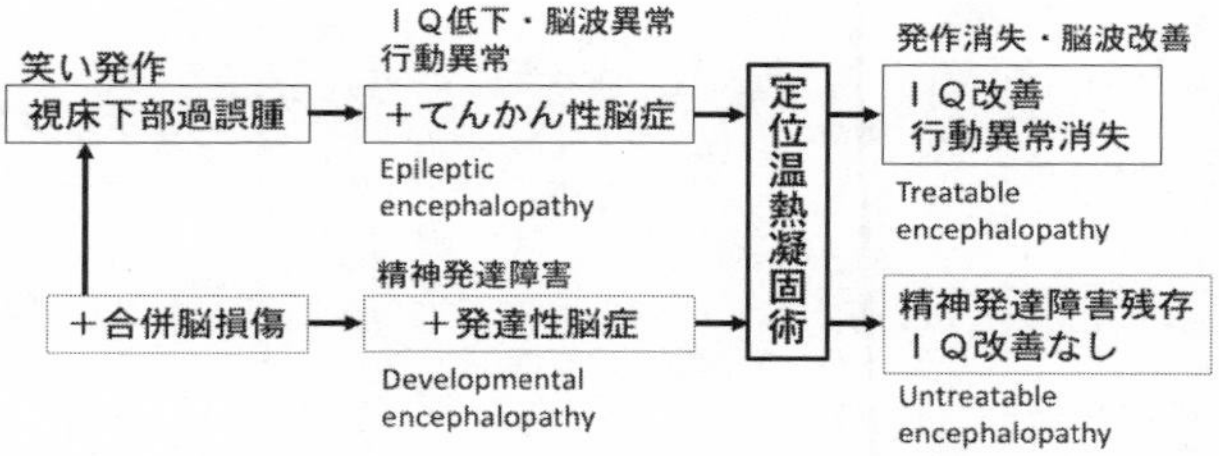

図２．４　てんかん性脳症と発達性脳症の違いと定位温熱凝固術

る。

視床下部過誤腫の患者の約50％はてんかん性脳症を合併している。他のてんかん症候群に比べて脳症の合併頻度が高く知能低下や行動異常を示す。脳波異常が強い例や多剤併用療法を受けている患者が多い。過誤腫のサブタイプでみるとてんかん性脳症の頻度はミックス・タイプの大型の両側付着のタイプに合併しやすいことが明らかである。母集団が１５０例に増加してもこの頻度は変わらない。単純

44 Berkovic SF, Arzimanoglou A, Kuzniecky R, Harvey AS, Palmini A, Andermann F. Hypothalamic hamartoma and seizures: a treatable epileptic encephalopathy. Epilepsia. 2003;44:969-73.

45 Sonoda M, Masuda H, Shirozu H, Ito Y, Akazawa K, Asano E, Kameyama S. Predictors of cognitive function in patients with hypothalamic hamartoma following stereotactic radiofrequency thermocoagulation surgery. Epilepsia. 2017;58:1556-65.

なてんかん性脳症は術後速やかに消失し知的回復も良く、行動異常も消失する。治療可能なてんかん性脳症と呼ばれて外科治療に対する期待が持てる。しかし、合併脳損傷（脳障害）を認める例では精神発達障害の程度が強く、手術後もそれらの改善は見られないことが多い。これを発達性脳症として区別している。すでに不可逆的な脳障害を合併している場合が発達性脳症ということである。遺伝子異常による脳の器質的異常を有する例などが多く含まれる。

笑い発作は発作頻度が他のてんかん発作に比べて極めて高いが、行動異常も視床下部過誤腫患者では合併する頻度がきわめて高いことが異常で、知能低下の頻度と同じく約50％以上である。行動異常が他のてんかんに合併する頻度は低いので、特有の要因を疑う必要がある。第三章で詳しく論じるが、発作伝播によってほぼ常態的に攻撃されている視床下部や視床背内側核の機能異常が高頻度に行動異常を引き起こす可能性を考えるとこの理由が理解できる。行動異常の内容は、親のいうことを聞かないでじっとしていられないなどの多動傾向あるいは興奮しやすさ（ＡＤＨＤ様と表現されることもある）、易攻撃性などである。稀に、自閉症的な場合もある。成人例では攻撃的な行動異常が問題になることが多い。笑い発作より攻撃的な行動異常のほうが両親にとっては日常生活における大問題になっている例もあり、手術で治して欲しいと懇願されたこともあった。定位温熱凝固術後に行動異常が高率に改善し、手のつけられなかった患児や患者が大人しくなるのが驚きでもあった。行動異常は知能より改善が速やかで、手術直後から改善の兆しが見られ、笑い発作の消失とほぼ一致し、てんかん伝播そのものに関係している可能性が高かった。他のてんかん症候群に比べて、視床下部過誤腫症候群でてんかん性脳症の合併率が高いのはなぜなのか。これも大きな謎の一つである。この疑問も後で謎解きしたいと思う。

五．思春期早発症

思春期早発症は33％の患者に合併する。前述したように、普通は起こらない小さい子どものうちに二次性徴（声変わりや陰毛が生えることや乳房が大きくなり生理が始まることなど）が、始まってしまう症状である。２歳以前に症状が発現する患児もいる。この合併症は、過誤腫を完全に切除しないと治らないとされている。定位温熱凝固術の場合は、完全切除の方法ではなく、過誤腫と視床下部を離断する方法で過誤腫自体は残るため、思春期早発症は治らないが、リュープリン®という薬を使うホルモン療法が確立されているので、現状ではこの症状はあまり問題になっていない。ちなみに、このリュープリンという薬は日本の武田薬品によって開発されたものである。〔注46〕また、術後に笑い発作はなくなっているのに、思春期早発症が新たに出現してくる小児患者がいる。遅発性思春期早発症という表現をしているが、手術が思春期早発症を発症する以前に行われたためで、視床下部過誤腫の自然歴として思春期早発症が始まることが原因と思われる。これらを合わせるとほかの合併症と同じようにこの症状も約50%の患者に合併することがわかる。

六．てんかん原性仮説

笑い発作の原因としての視床下部過誤腫の外科治療法を確立するために、最大の疑問であるてんかん原性（発作原性）について再度追求する。

アメリカのバロー神経研究所のグループから一つの仮説が提出されている。〔注47〕過誤腫内の小型神経細胞の集団はGABA作動性で、正常の組織であれば本来は成長とともに抑制性になるはずであるが、過誤腫は先天奇形であるから、異常な興奮性機能を持ったままで正常化しないため、この細胞群が発火すると大型の神経細胞を同期的に発火させててんかん発作を起始するという仮説である。抑制性であるはずのGABA作動性神経細胞が先天的に機能異常を来しているため、難治なのは当然である。ニューロンの同期性が高まるとノンレム睡眠（夢を見ない睡眠レベル）と同様にてんかん発作が起こりやすいことが知られている。

一方、私たちの共同研究グループでは、手術で得られた視床下部過誤腫の小片からフィールドポテンシャル（領域電位）を記録して研究した。視床下部過誤腫の場合は、組織片からやや不規則な陰性棘波が高頻度に記録でき、これが内因性のてんかん原性そのものを証明していると考えられた。さらに、ジョロウグモ毒素で完全にそのてんかん原性を

46 一般名リュープロレリン酢酸塩（リュープリン®、武田薬品工業、一九八五年に米国、一九八七年にフランス、一九九二年に日本で発売）のマイクロカプセル型徐放性製剤で、効果は4週間持続し4週間間隔で1回投与する必要があるとされる。

47 Fenoglio KA, Wu J, Kim DY, Simeone TA, Coons SW, Rekate H, et al.: Hypothalamic hamartoma: basic mechanisms of intrinsic epileptogenesis. Semin Pediatr Neurol. 2007;14:51-9.

抑制できることが明らかになった。皮質異形成の高頻度棘波はジョロウグモ毒素では抑制されなかった。この結果から、過誤腫では皮質異形成とは異なるてんかん原性の機序があり、次のように考えられる。AMPA受容体は中枢神経系におけるグルタミン酸受容体の一つで、興奮性シナプス伝達はこの受容体によって行われているとされている。グルタミン酸受容体はGluR1からGluR4まで4つのサブユニットがあり、GluR2を含む受容体はカルシウムイオンを透過させない特徴的性質を有している。この非透過性は、GluR2サブユニットだけグルタミン（Q）がアルギニン（R）として発現してQ/R調節と呼ばれるグルタミン酸受容体メッセンジャーRNA編集がされていることによる。したがって、このサブユニットの異常によりAMPA受容体がカルシウム透過型になると、カルシウムが流入して異常な過興奮が生じてんかん原性を生じると結論された〔注19〕。さらに、領域電位が記録できたところを免疫組織化学的に検索すると、高頻度棘波は、小型神経細胞の集まっているところから記録された。小型神経細胞に形態学的な異常はなかった。メッセンジャーRNAの異常によるグルタミン酸受容体（AMPA受容体サブユニット）の機能異常によりカルシウム透過性が亢進するため過興奮が生じて過誤腫がてんかん原性を示し、ジョロウグモ毒素で完全に抑制できることを示した私たちの研究の方が直接的証明であり、視床下部過誤腫のてんかん原性の本質に迫る研究であると考えている。てんかん原性病変の中で、視床下部過誤腫が唯一ＡＭＰＡ受容体の異常によるてんかん原性を有するという証拠は今後の研究に期待できる。

二〇一六年にＡＭＰＡ型グルタミン酸受容体非競合型拮抗薬であるペランパネルが新規抗てんかん薬として上市されたが、視床下部過誤腫の笑い発作に有効であるというデータはない。その可能性に期待したいところであるが、組織研究と臨床研究の間には薬用量の問題や脳血液関門の問題があり、理論どおりにはいかないのが常である。経口摂取したペランパネルがどの程度の用量で脳血液関門を通過して視床下部過誤腫に到達できるかにかかる問題である。高濃度のペランパネルを視床下部過誤腫に到達させることができれば、発作発現を抑制できる可能性があるが現状では技術的に不可能であると考えられる。

七．視床下部過誤腫の外科治療

視床下部過誤腫に対する外科治療の歴史について調べると、一九九〇年以前はもっぱら思春期早発症の治療が目的であった。思春期早発症に対するホルモン療法が確立してからは、抗てんかん薬に対して難治な笑い発作に対する外科治療の必要性が議論されたが、視床下部過誤腫自身がてんかん原性を有しているという確証がなかった。視床下部過誤腫自体に笑い発作を出す原因があるのかどうか分かっていなかったために、視床下部過誤腫を直接手術することなく、皮質切除術や脳梁離断術、迷走神経刺激術などが試みられたが、何れも笑い発作には効果がなかった。

一九九五年にムナリら〔注10〕が定位脳手術で視床下部過誤腫内に電極を留置して発作時脳波を記録し、過誤腫自体に内因性のてんかん原性があると証明したことにより、笑い発作を抑止するため視床下部過誤腫に対して種々の直達手術の方法が模索され始めた。当初は、脳動脈瘤に対する顕微鏡手術のやり方で頭蓋底から視床下部過誤腫の切除が試みられた。しかし、切除術の最大の問題は、思春期早発症や笑い発作には過誤腫の全摘出のみが有効で、視床下部という脳の最深部にいかに到達して安全に完全な切除をできるかということが懸案であり、術後の後遺症が多いことが問題であった。そのため、ローゼンフェルドらは笑い発作を持つ5例の小児に対して、脳底部からの直達手術アプローチを避けて第三脳室への到達法として頭頂からの手術で経脳梁脳弓間アプローチを開拓し、全摘あるいは亜全摘で３例が発作消失したと報告した。〔注48〕しかし、脳弓を左右に分けて第三脳室に入るため、脳弓を傷害して記憶障害が高率に合併することが分かって普及しなかった。

一方、パルミニらは、多施設研究で、笑い発作と認知行動異常が認められる13例の視床下部過誤腫に対して12例は直達手術、１例は内視鏡手術を行い、全摘出できたのは２例のみで、結果は発作消失が３例のみで、視床や内包の梗塞を４例で合併し永久的合併症頻度が高い惨憺たる結果を報告した。４例では一過性の動眼神経麻痺を生じた。しかし、認知行動障害は全例で改善したという。〔注49〕また、レジスらは10例の過誤腫に対してガンマナイフ治療を行い、周辺線量17グレー以上で４例の笑い発作が消失し、後遺症がなく安全な外科治療であることを報告した。〔注50〕しかし、低侵襲であっても40％の発作消失率では低すぎ

---

48 Rosenfeld JV, Harvey AS, Wrennall J, Zacharin M, Berkovic SF. Transcallosal resection of hypothalamic hamartomas, with control of seizures, in children with gelastic epilepsy. Neurosurgery. 2001;48:108-18.

49 Palmini A, Chandler C, Andermann F, Costa Da Costa J, Paglioli-Neto E, Polkey C, Rosenblatt B, Montes J, Martínez JV, Farmer JP, Sinclair B, Aronyk K, Paglioli E, Coutinho L, Raupp S, Portuguez M. Resection of the lesion in patients with hypothalamic hamartomas and catastrophic epilepsy. Neurology. 2002;58:1338-47.

50 Régis J, Bartolomei F, de Toffol B, Genton P, Kobayashi T, Mori Y, Takakura K, Hori T, Inoue H,

ると思う。

定位温熱凝固術は、カナダのクズニーキーらが一九九七年に最初に報告した手術法[注11]であるが、クズニーキーとガスリーの二〇〇三年の論文[注51]では、神経内視鏡の併用で重大な合併症を引き起こしたようで、それ以降の報告がない。私のMRIガイドの定位温熱凝固術とは基本手技が異なっていると思っている。

他には、デランデら[注25]のフランスのグループや、リケイトら[注52]のアメリカのグループが神経内視鏡を用いた方法で手術を行っている。しかし、この手技はリケイトらの論文によれば、第三脳室内での手術操作という制約から15ミリ径以上の過誤腫は対象外であり、第三脳室内に過誤腫が存在しないパラ・タイプ（parahypothalamic type）と分類される例は手技的に過誤腫に到達することが不可能である。もっぱら第三脳室内に存在する小型のイントラ・タイプ（intrahypothalamic type）の過誤腫が対象となる手術法である。

カナダのミタルらはいろいろな手術手技の報告をレビューして、ほとんどの論文が視床下部過誤腫の大きさに適応制限を設けており、全ての視床下部過誤腫に適応できる単一の手術法はないため複数の手術手技を組み合わせて複数回の手術を行うことを勧める論文を発表した[注53]。しかし、私は彼らの結論を受け入れがたく、彼らに対する反論として、私が開発したＭＲＩガイド定位温熱凝固術のみが過誤腫の大きさや形に関係なく全ての過誤腫に対して適応できる単一の手術手技であることを証明するために、視床下部過誤腫連続１００例の手術結果を報告した。〔注39〕視床下部過誤腫の有病率が20万人に１人という稀少疾患であるため、他の臨床報告では多くても数十例での結果報告であり、単一の術式での１００例報告は前例がない。私の論文の臨床的価値は高いと思っている。さらにその後１５０例の手術成績をまとめて報告した。〔注54〕発作消失率は症例が増えても下がることがなく、完成

Schröttner O, Pendl G, Wolf A, Arita K, Chauvel P. Gamma knife surgery for epilepsy related to hypothalamic hamartomas. Neurosurgery. 2000;47:1343-51.

51 Kuzniecky R, Guthrie B: Stereotactic surgical approach to hypothalamic hamartomas. Epileptic Disord. 2003;5:275–80.

52 Rekate HL, Feiz-Erfan I, Ng YT, et al. Endoscopic surgery for hypothalamic hamartomas causing medically refractory gelastic epilepsy. Childs Nerv Syst. 2006;22:874-80.

53 Mittal S, Mittal M, Montes JL, Farmer JP, Andermann F: Hypothalamic hamartomas. Part 2. Surgical considerations and outcome. Neurosurg Focus. 2013;34:E7.

54 Shirozu H, Masuda H, Kameyama S. Repeat stereotactic radiofrequency thermocoagulation in patients with hypothalamic hamartoma and seizure recurrence. Epilepsia Open 2020;5:107-20. https://doi.

度の高い手術法であることを物語っている。この論文では再手術に至った要因を分析しているが詳細は後述する。

米国では数年前から、定位的レーザー焼灼術が注目を集めている。〔注55〕ＭＲＩでリアルタイムにターゲットの温度を測定しつつ凝固を作る手技のようで、直径２センチ以下の過誤腫が良い適応であるとしていた。要するに温熱凝固をするかレーザー焼灼するかの違いのみである。徐々に詳細な技術ならびに結果の報告が出てきているが、この手術を３回も受けたにもかかわらず発作が残存した米国の小児患者が、私の手術を受けて発作が消失した。この例のＭＲＩを精査すると、４センチもの巨大過誤腫の中央部は焼灼されていたが、付着部が残存していた。私は残存していた過誤腫の付着部に対して定位温熱凝固術を行い、手術直後から発作が消失し良い結果が得られた。定位的レーザー焼灼術は初期の頃は定位放射線治療と同じで、過誤腫全体をレーザーで焼灼する手技のようで、ガンマナイフ治療と変わらないように考えられた。その後、私が追加手術を行った症例を参考にしたと思われるが、この手技も離断術に近い方法になってきているようで、発作成績も向上している。私の方法論に近づいているということであり、視床下部過誤腫の離断術の概念が優れたものであるということを証明しているように思う。

最近はレーザー焼灼術を視床下部過誤腫以外の限局性皮質異形成などに応用しててんかん原性病変を切除する代わりに焼灼してなくしてしまおうという試みがみられるようになった。われわれも、定位温熱凝固術を他のてんかん原性病変に応用するというアイデアをもっているが、この話題は別の機会に取り上げたいと思っている。ロシアから来院した患者の多くは２センチ以上の大型あるいは３センチ以上の巨大な過誤腫例が多く、ガンマナイフによる定位放射線治療がされていたが効果がなかった。ガンマナイフ治療は過誤腫の大きさによる適応制限がないが治療成績が悪すぎるためにますます限定的になる可能性が高い。私の定位温熱凝固術だけが巨大過誤腫に対して手術可能であり需要は多いと認識している。

次に、私が定位温熱凝固術の手術手技に対する理論的根拠として最も大切と考えてきた離断術の概念について詳しく解説したい。

---

org/10.1002/epi4.12378

55 Wilfong AA, Curry DJ. Hypothalamic hamartomas: optimal approach to clinical evaluation and diagnosis. Epilepsia. 2013;54 Suppl 9:109-14.

八．離断術の概念

二〇〇三年に、デラランデとフォーレンが離断術という概念を発表した。〔注25〕神経内視鏡的切除術（摘出術）は合併症が多いため、過誤腫と視床下部を離断するだけの方がよいと報告した（図2．5）。

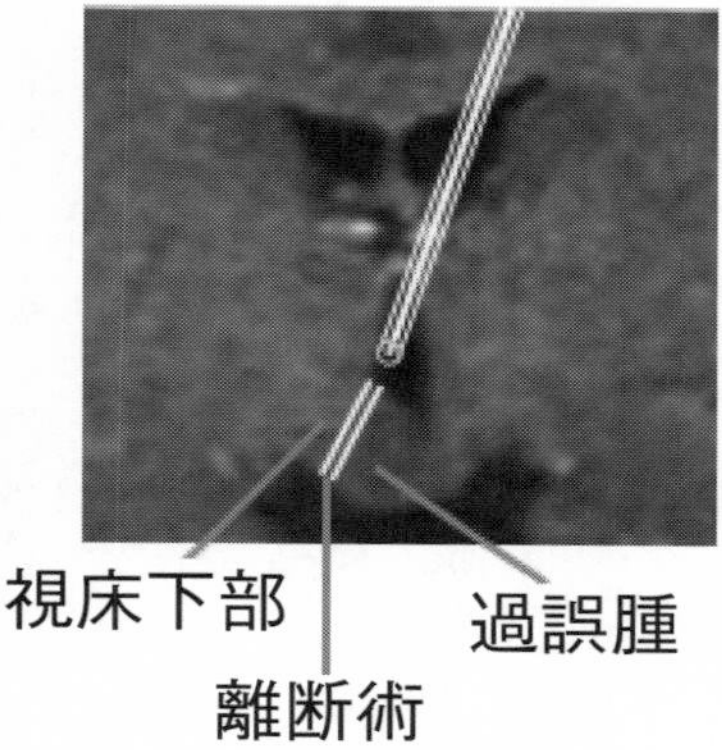

図2．5　内視鏡的離断術のシェーマ

離断術は、視床下部過誤腫と視床下部の間を離断して、視床下部過誤腫で起始したてんかん発作が視床下部に伝播することをブロックするという理論的に優れた概念である。

離断術は、過誤腫内の手術操作に限られ過誤腫を摘出しないため、合併症リスクを軽減できて安全な手術技法である。

私はそれを理論的根拠として温熱凝固術で過誤腫と視床下部との付着部を凝固離断すれば過誤腫が残存しても発作伝播を止めて発作は消失するはずだと考えるようになった。さらに、図1．5のように発作時SPECTで高灌流が視床下部との付着部に近接した過誤腫内に限られるため、付着部の凝固離断に加えて過誤腫の付着部に近い過誤腫部分を重点的に凝固することが発作起始部を完全に凝固することになるということを思いついた。これをもう一つの理論的根拠とした。この発作時SPECT研究の結果と定位温熱凝固術による離断の概念が正しいことを二〇〇九年に報告した〔注12〕。また、最初の刺入経路で準微小電極記録を行うと、領域電位として高周波の陰性棘波を記録できた。過誤腫の境界では棘波が消失して視床下部との電気生理学的境界を確認できる。図2．6のように、過誤腫内の付着部に近いところに陰性棘波が集中して記録され、てんかん原性が集中している発作起始部としての局在を示し、離断術に加えて温熱凝固のターゲットとした〔注56、注57〕。一方、過誤腫

56　亀山茂樹：視床下部過誤腫：冨永悌二（編集）：ビジュアル脳神経外科4、脳室・松果体：pp 60-71. 東京、メジカルビュー社、2011.

57　Shirozu H, Masuda H, Kameyama S. Significance of the electrophysiological border between hypothalamic hamartomas and the hypothalamus for the target of ablation surgery identified by

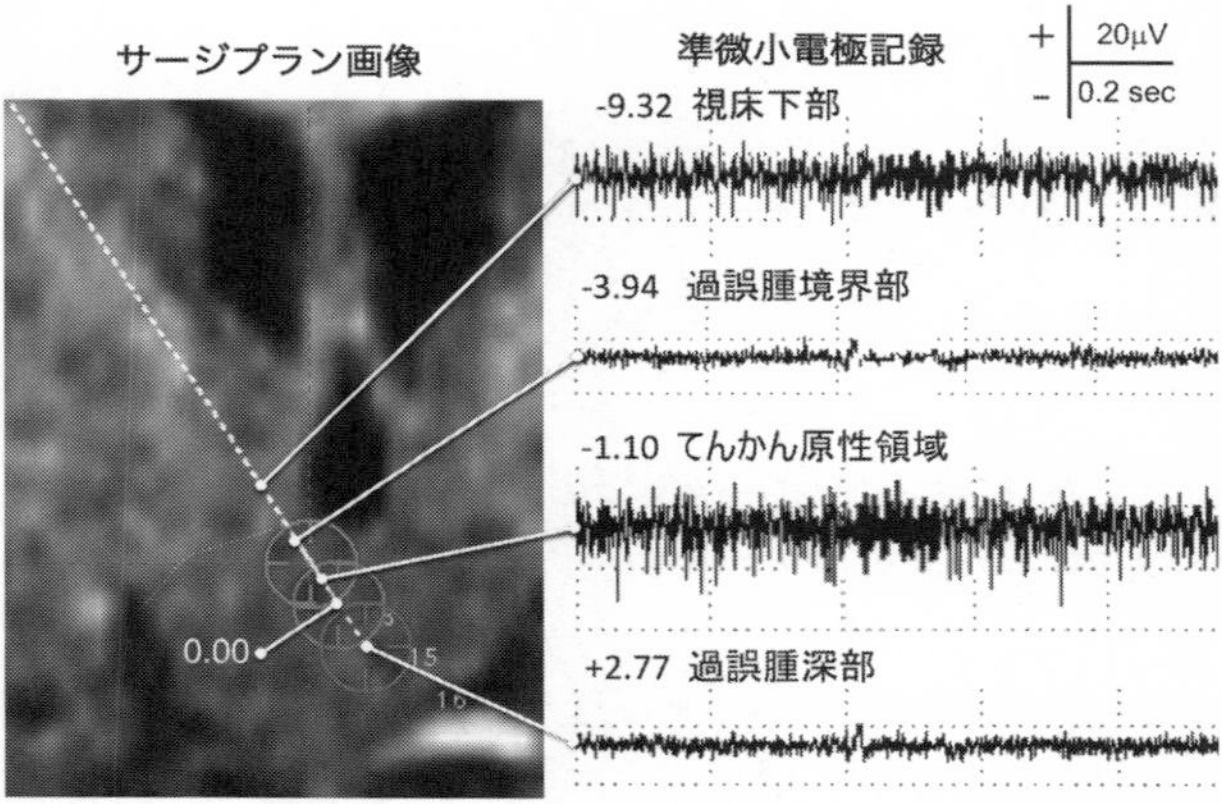

図2．6　定位脳手術時の準微小電極記録による棘波の視床下部過誤腫内の局在

最初のトラック上で準微小電極記録を行うと、視床下部の双極性電位と過誤腫の境界（−3.94）では電気生理学的に不活性な境界部を確認することができる。また、境界部に近い過誤腫内で高振幅高周波の陰性棘波を記録し、てんかん原性領域・発作起始部（−1.10）の局在を知ることができる。さらに、ターゲットより深部の過誤腫のところでは棘波を記録できなくなる。以上から過誤腫の付着部に近いところを重点的に温熱凝固すれば良いということが準微小電極法でも証明できた。準微小電極記録の結果は、発作時SPECTの高灌流の局在結果と似たような所見であり、定位温熱凝固術の理論的根拠にもなっている。

の深部では付着部近傍より常に棘波成分が減少し、てんかん原性は低いと判断され、離断術が成功すれば過誤腫下部の大半が残存しても発作は消失する。

図2．6のように、過誤腫全体にてんかん原性が存在するわけではなく、付着部近傍に限局した部位からてんかんが起始するという証拠が得られた。これは手術において最も重要な点である。頭蓋底からのアプローチによる直達手術（顕微鏡手術）では付着部近傍まで到達することが困難なために、付着部近傍の真のてんかん原性部を切除できないため発作抑制率が低い理由として理解できる。離断をめざす定位温熱凝固術の最も優れた点は、過誤腫全体を切除する必要がなく、手術手技を簡素化できて低侵襲であるという点と、上方からのアプローチであるため付着部に到達することが頭蓋底からより容易な点である。温熱凝固術はターゲットを付着部に絞り込むことができるため、たとえ巨大過誤腫であっても離断術の概念がより生かされると考えた。視床下部自体は脳の中でも体積的に狭小な部分で、過誤腫と視床下部との付着部の広さは限定的で、過誤腫の大きさを考慮する必要がなくなり、全ての過誤腫を手術対象とすることが可能になった。離断術の概念は、てん

intraoperative semimicrorecording. Epilepsia. 2020;61:2739-47.

かん外科特有の考え方で、視床下部過誤腫以外にもてんかん外科手術ではかなり行われていることである。次章で詳しく論じるが、発作原性（ictogenesis）の過誤腫と、発作が視床下部に直接伝播して生じる発作症候発現（symptomatogenesis）を理論的に区別して論じることができ、離断術が最も有効な手術手技であるのは視床下部過誤腫症候群以外にないと断言できる。〔注12、注13〕

九．定位温熱凝固術の完成

定位温熱凝固術の応用に試行錯誤を続けていた二〇〇五年末頃、エレクタ社のサージプラン®を使った手術プランの作成法に画期的なアイデアを思いついた。サージプランというワークステーションの画面では、ターゲットマーカーが直径5ミリの円で示され、その中心がターゲット座標になる設定になっている（図2．7を参照）。これがヒントとなった。その5ミリの円を実際の凝固巣の大きさと認識して、プランニングするというアイデアである。

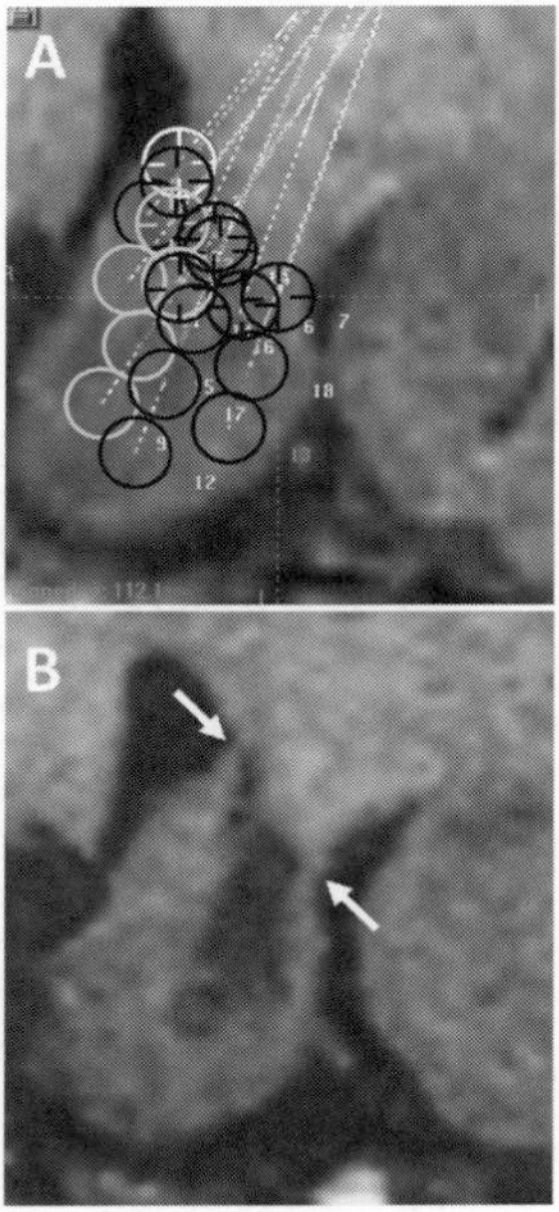

図２．７　定位温熱凝固術の手術プラン（冠状断）と術後MRI

過誤腫の視床下部付着部を集中的に温熱凝固して視床下部から離断するのが定位温熱凝固術の基本概念である。Ａの白の波線が定位脳手術の１本の刺入線（トラック）を示す。不整型の付着部に対応して実際は８本のトラック毎に異なる平面を重ね合わせている。付着境界に接する一つの○が直径５ミリの凝固ターゲットを示し、その中心座標はサージプランによってｘ、ｙ、ｚ座標が割り当てられる。ｘ座標は左右方向、ｙ座標は前後方向、ｚ座標は頭足方向の軸を表す。同一トラック上でターゲットより深いところに直径５ミリの温熱凝固巣を同様の手順で１～３個作成して離断を完成させるというMRIガイド手術のプランである。Ｂの術後MRIで、過誤腫の下半分は残存しているが、離断線（白矢印）が過誤腫と視床下部の間に認められ、笑い発作は消失した。

5ミリ円のターゲットマーカーを利用する理由は、直径2ミリ、凝固部分4ミリ長の凝固電極（#1017045、エレクタ）を用いてラジオ波（高周波）加温を摂氏74度、60秒間行うと、ターゲット部分が直径5ミリの球体で温熱凝固されることが実験的に確認されているからである（図2．8）。

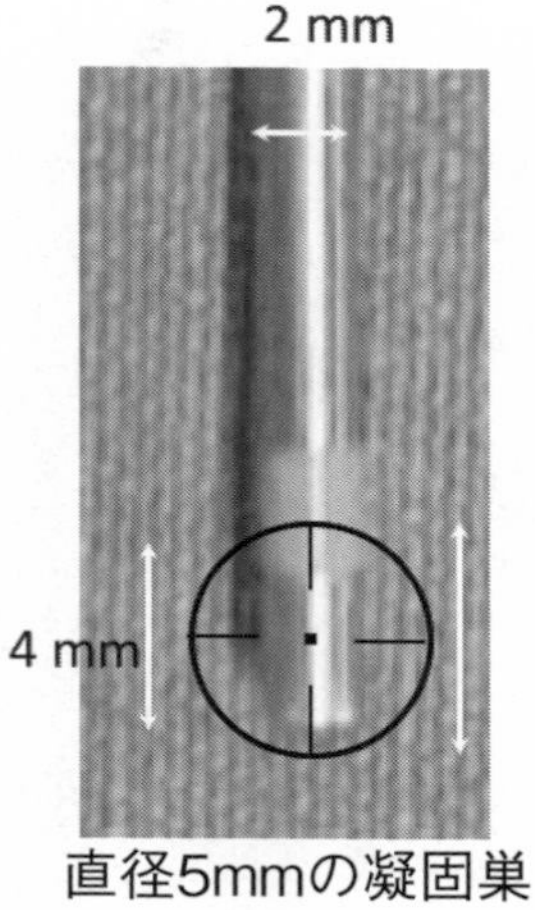

図2．8　凝固電極の先端部の拡大図

加温部分は直径2ミリ長さが4ミリでその中心をターゲットに合わせてラジオ波（高周波）加温を摂氏74度、60秒間行うと、図のような直径5ミリの球状凝固巣ができる。

この事実を応用すれば、ターゲットの中心座標で5ミリの球体の凝固が完成することをサージプランの6断面画像上で立体的に再現できることが最大の利点である。サージプランの5ミリの大きさの予想ターゲットの外周を視床下部過誤腫の最外側と合わせることが可能なため、視索や乳頭体にミリ単位で近接したターゲット座標を設定できる。

サージプランはMRI軸位断と再構成画像の6断面画像（図2．9）を同時に見ながら、立体的に視床下部との境界ぎりぎりに過誤腫付着部にターゲットを選択し、円の中心座標を決定する。ターゲット座標に対して前頭葉の脳回の表面から、刺入経路（英語ではtrajectory、本書ではトラックとした）を設定する。このトラックは、皮質の脳溝、側脳室や視索、乳頭体、動脈などを避けて決定される。付着部のターゲット設定後に同一トラック上で数個のターゲットを設定して付着部とその近傍を十分に温熱凝固する計画とする。MRI画像上で術前にプランニングできることが最大の利点である。プラン通り過誤腫内のみの手術操作が行われるため、過誤腫外の髄液腔にある脳神経や脳動脈は加温や傷害される危険は極めて低い。髄液中では実際に設定温度まで上昇しない。バーホール（頭蓋骨に開ける穴）は、このトラックのアーク角度とリング角度から、自動的に位置が定まるが、脳表の血管を避けて微調整する。凝固用電極留置とターゲット座標の実際の誤差は1ミリ以下である。この術式を「MRIガイド定位温熱凝固術」と命名しシステム化できたことが定位温熱凝固術を大きく発展させた。メイド・イン・ジャパンのてんかん外科の

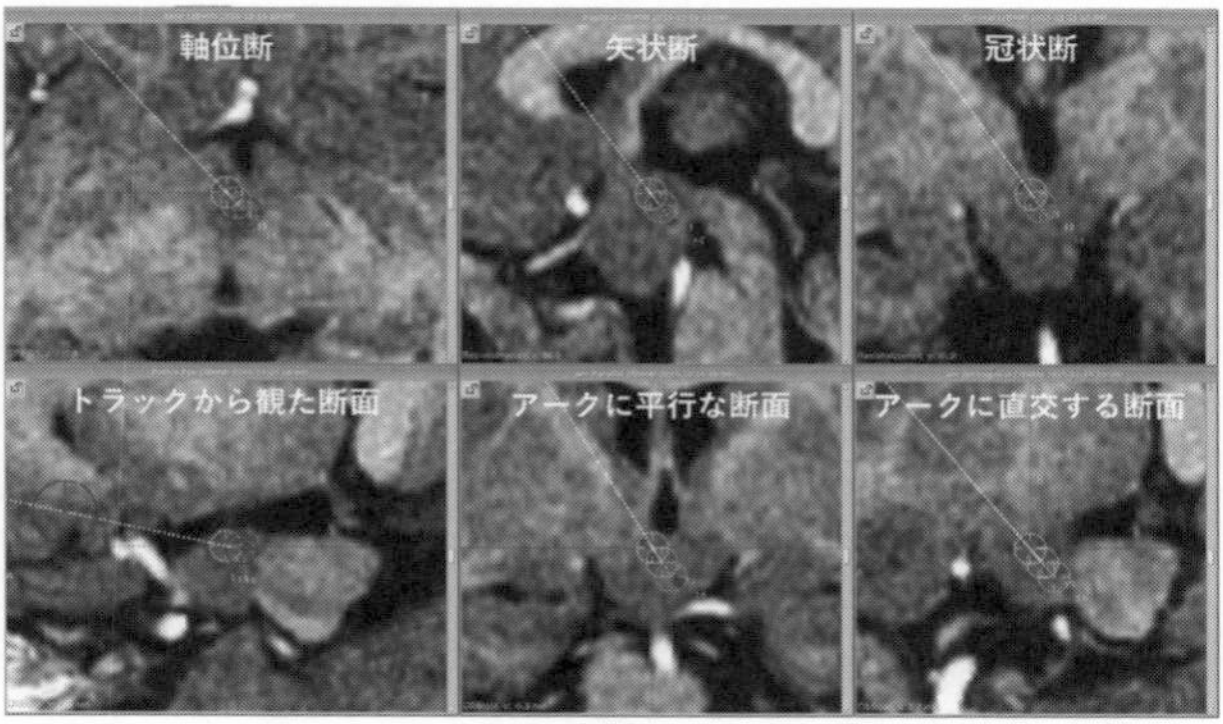

図2.9　サージプラン®の実際画面（元画像の軸位断と5個の再構成断面画像でのターゲットとトラックの術前プラン）

本例のように両側付着の大きな過誤腫に対しては、複数本のトラックと多くのターゲットを必要とするが、代表的な1本のトラックとターゲットの設定の仕方を示した。カラー画像をグレー変換したためにやや不鮮明であるが、右側アプローチで1本のトラックで3個を重ねて凝固する術前プランである。6断面を同時に確認しつつプランニングでき、避けるべき脳構造を温存できる利点が大きい。図1.2の半円形のアークに電極を挿入する装置を装着し、電極がアークに平行に挿入されるため、アークに平行な断面と直交断面が最も参考になる。

基本的方法論がここに完成した〔注58〕。

実際には、手術室で全身麻酔導入後定位脳手術用のGフレーム®（図1．2）を頭蓋骨に装着した後再度MRIを撮像し、その画像を術前に作成したサージプラン画像と融合させると術前計画に定位脳手術の座標データが加わり、ターゲットの実際の座標とトラック刺入点の座標が決定する。サージプランに則り、頭皮を切開しバーホールからターゲットまで定位脳手術で電極を刺入する。凝固電極の先端部を付属のレントゲン撮影装置で撮影してずれをチェックし、誤差が1ミリ以内になるように調整する。トラック毎にこの作業を繰り返す。ターゲットは付着部ギリギリに計画されているため誤差の確認作業は大切である。付着部より深部に設定された凝固巣はかなり安全な範囲で設定されているため確認作業は必要ない。トラック数や凝固数が多ければ手術時間が長くなる。

電極位置の確認後ニューロジェネレータ®（エレクタ）により凝固温度と凝固時間を自動制御する。摂氏74度、60秒間の温熱凝固の設定は、恩師の楢林先生が用いていた設定を

58　亀山茂樹：視床下部過誤腫に対する定位温熱凝固術／日本てんかん学会：日本の医療技術は優れている？！　外科系学会社会保健委員会連合編：2011, pp30-31.

踏襲した。最近始めたインドのグループは、摂氏70度、60秒間の凝固を行っている。術前に手術器具類を消毒に出す前に毎回凝固電極の動作チェックすることが必要不可欠である。術中には、5ミリの凝固ができているかどうかを確認する術がないので、サージプランの凝固プランどおりに卵白が直径5ミリの球体で凝固されることを確認しておかないとこの手術が成立しない。他の論文で、定位温熱凝固術は凝固の大きさを正確に規定できないという間違った考察をして温熱凝固術の弱点としていたが、凝固の大きさはかなり正確であり、結果がそれを証明している。また、同一トラック上でプランどおりに、何個でも直径5ミリの凝固巣を作ることができ、部分的な重ね焼きをすることもできる。付着部を視床下部から確実に離断するためには、理想的な凝固面を作って離断することが必要である。5ミリの直径の凝固巣が小さすぎるように思われるかも知れないが、この大きさの球体を複数重ね合わせてブドウの房状にしていろいろな形状の付着部に適応させることで、すべての過誤腫に対応が可能となる。同一トラックでの凝固数は、実際には過誤腫の大きさや、定位脳手術そのものの手技的制約に左右されるため、最大6個が限界である。これにより過誤腫の大きさや形状に関係なく、視床下部との付着部とその近傍だけを重点的に温熱凝固して過誤腫を付着部で離断することが基本的な手術手技である。3センチを超えるような巨大な視床下部過誤腫でも付着部は比較的容積が小さいことがこの手術手技を生かせる理由である。サージプランを用いてトラックと凝固ターゲットのプラン作成を行い、本当の意味のＭＲＩガイド定位温熱凝固術の完成に至った。過誤腫付着部の大きさにより多トラックと多凝固を工夫して組み合わせるが、この組み合わせの妙が過誤腫の大きさに左右されない唯一の手術手技の最大の利点となっている。したがって、トラック数と過誤腫の大きさとは相関しない。術後合併症の問題は後述するが、多トラックであることが術後の内分泌障害や情動性顔面麻痺の原因のひとつであるため欠点ということもできる。しかし、これらは重大な合併症ではないことを記しておく。この欠点をいかに克服したかという工夫についても後述する。過誤腫の大きさや付着部の広さに応じて、最多のトラック数は14本、最多凝固数は36個である。トラック数が多い場合は、バーホール（頭蓋骨にあける孔）を3箇所くらいに増やしてトラックを分散させて脳損傷を軽減させている。これらの方法により過誤腫の大きさは問題にする必要がなくなった。このＭＲＩガイド定位温熱凝固術は、サージプラン®を用いた術前プランニングがこの手術の成否を決定する核心であることを示したものである。

二〇〇九年に初期の連続25例の成績をまとめて報告し〔注12〕、このＭＲＩガイドの術式の優秀性と、侵襲性の低さと、発作消失率の高さをアピールした。この時点でも発作消失率は、他の術式を凌駕していた。

術直後にCTを撮像して凝固範囲の確認と出血の有無をチェックしているが、これまで200回以上の手術を行っても未だかつて問題となる出血には遭遇していない。手技的問題となったのは意外にも、定位温熱凝固術以前に約15%が定位放射線治療（ガンマナイフ他）を受けており、未治療の過誤腫に比べて過誤腫自体が固くなっていることであった。2ミリ径の温熱凝固用電極をいきなり挿入するのでは固くなった過誤腫内の正確な位置に留置することが困難であると判断した。電極刺入を行った術者の刺入感覚は重要であるが、硬ければ1ミリ、1・5ミリと段階的にトラック幅を広げた後、最終的に2ミリの電極を過誤腫内に留置して凝固を行うことにしている。

さらにもう一つの技術的な革新が二〇一三年六月にあった。両側付着例に対してアプローチ側から第三脳室を経由して反対側付着部に対して定位温熱凝固術を行うという手術手技の開発である。この手術手技の発想は、手術室で両側付着の過誤腫に対する定位温熱凝固術を施行中に二期的に両側手術を行わなくても、1回で両側付着にアプローチできるのではないかと思いついたことによる。第三脳室経由という点が問題を発生させる危惧を抱かせたが、実際に施行してみると大きな問題なく完遂できて後遺症も認めなかった。なにより手術回数が1回で済むこと、対側の視床下部を温存できる可能性の利点が大きかった。

一〇．第三脳室経由アプローチの開発

視床下部過誤腫は左右どちらかの視床下部と付着するが、半数近くの例で両側の視床下部に付着するのが認められる。定位温熱凝固術は前述したように過誤腫付着部の離断術を理論的根拠にしたため、そのような両側付着例に対して初期の頃は意図的に二期的手術で、左右別々に温熱凝固術を行っていた。一方、非対称性笑い発作の分析から両側付着例は左右独立してどちら側にも発作が伝播する可能性が明らかになったため両側付着部の離断術が必須となった。〔注35〕二期的両側手術では結果的に再手術が必然であるとともに両側の視床下部を損傷する危険があった。半年以上の間隔を開けて再手術を行っていたが、定位温熱凝固術が低侵襲手術であっても、2例に部分的な内分泌異常が術後数ヵ月経過してから

生じた。そこで、二〇一三年から両側付着例に対して片側の視床下部を温存する目的で片側のみからアプローチして、両側の付着部の離断をする方法を考案した。それが、第三脳室経由アプローチである。基本的には、片側からアプローチして両側付着部を一期的に離断することを可能とする手術手技である。

アプローチ側の付着部には通常どおりにアプローチし、反対側の付着部に対しては第三脳室を通過して一期的に両側付着の離断を行う革命的な定位温熱凝固術の方法である（図2.10）。両側視床下部を定位温熱凝固術のトラックで傷害しないことが最大の目的であるが、この手技を採用してからは術後の内分泌障害に補充療法が必要になった例は、二期的両側手術での頻度（44％）に比べて、9％に減少しており大成功であったと評価している。〔注59〕また、この第三脳室経由アプローチを採用してから再手術が半減しているが、笑い発作の発作消失率には有意な差が認められていない。手術回数が減る分永続的な合併症は二期的再手術群に比べて有意ではないが減少している。特に海外からの患者は大型あるいは巨大な両側付着を有する過誤腫が多いため、このアプローチを用いた一期的な手術は負担も軽減されて好評である。実際問題として第三脳室経由アプローチを適応させる場合、トラックはかなり外側からの刺入が必要であり、バーホールの位置もそれに応じて片側アプローチとは別に設置する場合が多い。次ページの図2．10を参照していただき解説を読むとわかりやすい。この手技を確立してからは、両側付着を一期的に離断するためMRIで優位な付着側からのアプローチが必然ではなくなった。特に、第三脳室経由のトラックは外側からの刺入のために島皮質を避ける必要から対側へのアプローチが容易でない場合もあり、トラックを決定するときに付着優位側にこだわるとサージプランでプランニング不能になる場合もある。両側付着を一期的に凝固できるアプローチ側を選択すればどちらの側からのアプローチでも良いことになり、合理的な考えといえる。当初、第三脳室壁を凝固電極が貫くことのリスクが危惧されたが、何の問題も生じなかった。術後のMRIでも異常が認められたことはない。第三脳室内には脈絡叢などの構造物がないために安全であると考えられた。凝固電極部分が髄液中に出なければ凝固は問題なく実施可能である。最大径が3センチ以上の巨大な過誤腫に対しても、このやり方で定位温熱凝固術を施行し

59 Shirozu H, Masuda H, Kameyama S. The special approach of stereotactic radiofrequency thermocoagulation for hypothalamic hamartomas with bilateral attachment to the hypothalamus: The transthird ventricular approach to the contralateral attachment. Neurosurgery 2022;91:295-303.

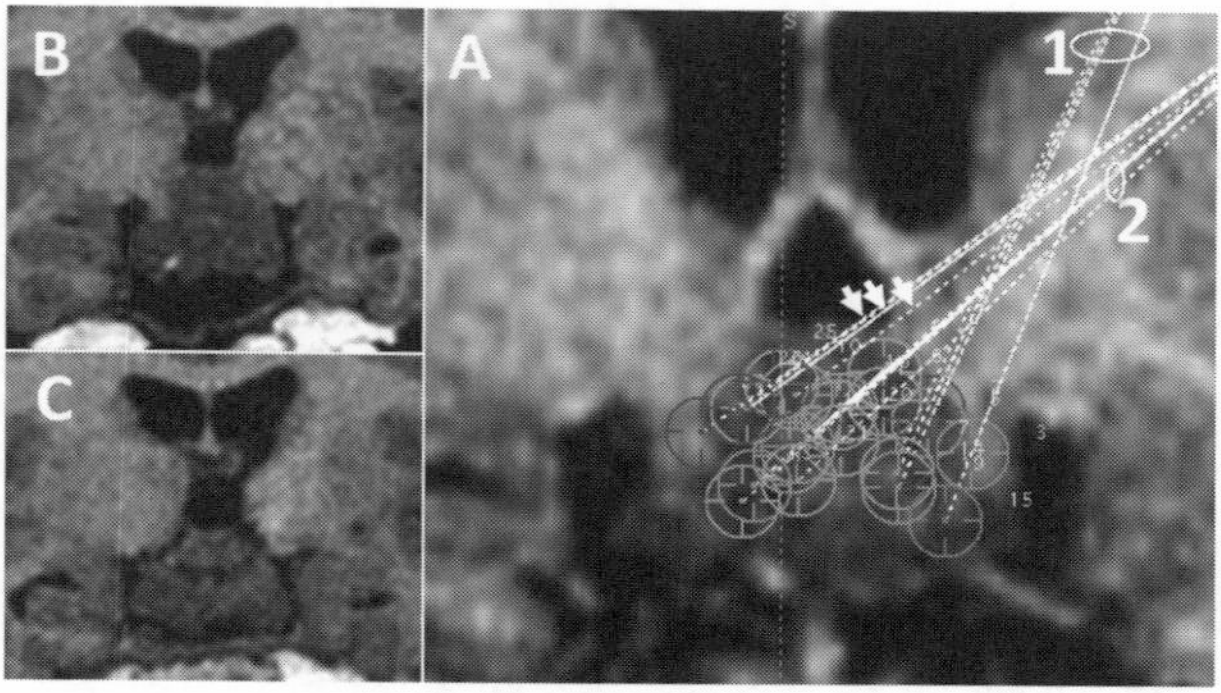

図2.10　両側付着に対する第三脳室経由定位温熱凝固術のサージプランと術前後のMRI.　A：サージプラン画像、B：術前T１強調冠状断MRI、C：術後３か月目のMRI

Aの１がアプローチ側付着に対する４本のトラック群、２が両側の付着をターゲットにした４本のトラック群、白矢印の３本が第三脳室経由のルートで、アプローチと反対側の付着に対して第三脳室を経由して到達している。この手術手技の確立により、片側から両側付着部を同時に離断することが可能となり、手術回数を減らし、さらにアプローチと反対側の視床下部を温存できる。Bで認められる過誤腫の両側付着が術後MRI（C）できれいに離断されていることを確認できる。Cでアプローチ側の視床下部は高信号に認められ、軽微な損傷を認めるが対側視床下部は完全に温存されている。笑い発作は消失した。

ており、大きさの要素はこの手術の適応外にはならない。しかしながら、米国でさかんに行われているレーザー焼灼術が同様のアプローチをしているという報告はない。

一一・定位温熱凝固術の低侵襲性と高い発作消失率

一九九七年の第1例目の手術から二〇一九年末までに、217例の視床下部過誤腫症例に対して再手術を含めて282回の定位温熱凝固術を行った。徐々に大きな過誤腫が増えたが、二〇一三年の第三脳室経由アプローチの開発により再手術は減っている。初回手術時年齢は中央値8歳で最年少1・7歳から最年長51歳であった。手術年齢の最年少を1・7歳より下げることはむずかしい。その理由は、定位脳手術装置を患者の頭蓋骨に固定する必要があり（図1．2）、この年齢以下では頭蓋骨がまだ軟弱なためである。手術数は米国アリゾナのバロー神経学研究所に次いで多いと思っているが、そのうちの連続150例の単一手術法による結果の公表〔注54〕は、最多症例数である。バロー研究所では、視床下部過誤腫に対して複数の手術手技を組み合わせて治療を行い、単一の手術手技で手術を行っていないため、報告例はたかだか数十例の結果に留まっている。われわれの手術手技が低侵襲性と発作消失率の高さ、さらに過誤腫の大きさやサブタイプに関係なくすべてのタイプに適応でき、制限をしていないことにより、世界の標準的手術法になり得ると考えている。最近、インドとドイツ〔注60〕で定位的温熱凝固術が行われるようになっている。これらの追試が成功すると、標準的手術法と認識されるようになると考えられるため、大いに期待している。

海外16か国から66人の患児が、この手術を受けるために来院した。米国からも1例来日した。最近米国で流行の定位的レーザー焼灼術を受けたが、笑い発作が残存したため、定位温熱凝固術を受けにきて発作が消失した。海外から手術のために来日した全ての患児は、術前術後2週間ずつのクリニカルパスに従って入院し、予定どおり退院している。術後の合併症がほとんどないからできる入院・手術システムなのである。術前後2週間ずつは十分な評価を行うために必要不可欠な期間と考えている。

なぜ、わざわざ日本まで定位温熱凝固術を受けに来るのか?その答えは明確である。私の手術法が最も安全で、発作消失率が高いことが最大の理由である。100例(二〇一六年の報告)〔注39〕では笑い発作消失率は86%で、それまで報告された論文の中では群を抜いて高い発作消失率であった。笑い発作以外のてんかん発作の消失率は79％、全ての発作型の消失率は71％であった。笑い発作は、繰り返しの定位温熱凝固術で発作消失率が上がったが、笑い発作以外の発作は繰り返し手術を行っても発作消失率は増えなかった。成人では、笑い発作が消失しても、笑い以外の発作が残存する割合が高かった。したがって、笑い発作が残存する場合は再手術の適応があるが、笑い発作が消失して他の発作型のみが残存している場合は、再手術の適応はないという分析結果であった。何れにしても、患者要因や過誤腫の要因で手術適応を絞っていないにもかかわらず、高い発作消失率はこの手術の優れたことを証明している。患者数が１００人から１５０人に増加しても笑い発作の消失率は下がっていないでむしろ増加している〔注54〕（二〇二〇年報告）。これは手術術式の完成度が高いことを物語るものである。この最新論文では、発作再発と定位温熱凝固術の再手術とに注目して全１５０例について統計学的に検討を加えた。その結果、笑い発作の消失

60 Tandon V, Chandra PS, Doddamani RS, Subianto H, Bajaj J, Garg A, Tripathi M.Stereotactic Radiofrequency Thermocoagulation of Hypothalamic Hamartoma Using Robotic Guidance (ROSA) Coregistered with O-arm Guidance-Preliminary Technical Note. World Neurosurg. 2018;112:267-74.

率が90%、笑い発作以外のてんかん発作の消失率は73・8%で、すべての発作型の消失率は73・3%と良好であった。若い患者ほど初回手術後の再発が多いが、最終的な発作転帰には関連しないことが明らかになった。一方でいろいろな要因を分析すると、強直発作の存在、知能低下、遺伝子異常の存在、定位温熱凝固術よりも前に複数手術を施行されていることが笑い発作以外の発作転帰に有意に相関していることが明らかになった。再手術率が28・7%と比較的高率であったが、レーザー焼灼術と比べても大きな差はない。術式の工夫により安全性は増していると考えられ、再手術を行っても持続性の合併症の頻度は他と比較しても高くない。注目されたのは100例の術後の分析に比べて初回手術後の体重増加例が増えたことであったが、再手術後に有意に増加することは認められなかった。早期に定位温熱凝固術の適応を決めることが笑い発作以外の発作転帰や知能低下の転帰に良い結果をもたらすと結論づけられた。

また、大型や巨大な過誤腫に対して、定位温熱凝固術以外に適応できる術式がないことが、最大の理由である。海外では、大型以上の視床下部過誤腫は高リスクで合併症の危険が大きいため手術適応になっていないことが多く、結果的に手術時年齢が高い原因となり笑い発作以外の発作が残存しやすいことにもなる。最近では、イランや中国からも来院した。情報はインターネットでいくらでも検索できる。家族はかなり正確な知識を持って来日していることが分かる。国ごとに患者会的な組織ができて十分な情報交換もできているようである。また、普通の脳神経外科的直達手術では高リスクのために、生検程度にとどまる例が多いようである。下手に手出しをして、合併症が出てからでは取り返しがつかない。最初から私たちに治療の依頼をしてほしいというのが、私の本音である。

再度連続100例の術後分析結果にもどるが、定位温熱凝固術の優位性である低侵襲性は、術後合併症の少なさである。術後に重大な合併症を来した例はない。術後に、一過性の視床下部症状がいろいろと認められた。100例に対して行われた140回の手術の術後に出現した視床下部症状は、一番多いのがホルネル症候群（60%）、過食（28%）、低ナトリウム血症（22%）、高熱（22%）、短期記憶障害（9%）、3か月間の遷延性意識障害（1%）、特異症状としての情動性顔面麻痺（55%）であった。その他として、無症候性頭蓋内出血（3%）が認められた。高熱は小児患者に有意に多かった。何れにしても、一過性の手術合併症である。ホルネル症候群や情動性顔面麻痺が一年後も軽く残存する例が出てきているが、軽微で日常生活の問題になることはない。

その他、術後3か月以降に、内分泌障害が現れた例がある。遅発性の思春期早発症が、

9例で確認されたが、これは思春期早発症が発症する前に手術が行われた症例という意味で、手術後に思春期早発症の症状が顕在化しただけである。なぜなら、過誤腫自体は離断されただけで、現実的に残存しているために、思春期早発症にこの術式は無効であるからである。7例では、術後数ヵ月経過してからの体重増加を認めた。有意ではないが体重増加傾向を認める症例も多い。2例で部分的な内分泌障害を認めて補充療法を行っている。このような遅発性の内分泌異常を防止する方法をいろいろと模索して改良したのが第三脳室経由アプローチである。その実際についてはすでに述べた。

術後の発作転帰と術後合併症は最も大切な手術の有用性評価であるが、知能低下や行動異常などのてんかん性脳症に対するこの手術の有効性についても注目される点である。てんかん性脳症に関して、術後の機能的な改善はほぼ全例に認められた。行動異常は全例で改善が認められた。完全に行動異常が消失した例がほとんどで、笑い発作の消失率と相関していた。発作が残存した例でも行動異常は著明に改善して、問題行動は消失あるいは著明に改善した。術前の行動異常の質的な差による改善の差はみられなかった。発作消失が主たる手術目的であるが、問題行動の改善が両親に喜ばれた症例も多かった。次の章で詳述するが、視床下部や視床背内側核への発作伝播そのものが行動異常の発現に重要であるため、定位温熱凝固術で笑い発作を完全に抑止することが行動異常の治療にもなると考察できる。

全知能指数は、平均7・6ポイントの有意な上昇を認めた。特に術前の脳波異常がある例で、脳波異常の消失とともに有意な改善がみられた。このことは、知能低下の発症原因の一つとして、てんかん波の大脳半球への伝播が脳機能を慢性的に障害している可能性を示唆している。しかし、術前の知能指数がかなり低い群では術後の知能指数の改善は認められず、元々合併する脳障害が知能低下の原因であることを示唆しており、てんかん性脳症とは異なる発達性脳症（developmental encephalopathy）といわれる（図2．4参照）。この点は、ウエスト症候群などの他のてんかん症候群の術後経過と同様で、改善が見込めない知能障害と考えられた。それでも術前に自力では歩けなかった子供が視床下部過誤腫の術後に徐々に歩けるようになって通学できるようになった例がロシアから報告され感謝されている。ほとんどの例で術後に機能的な改善を認めるのは事実であり、早期に手術を行い機能改善のためにリハビリを行って小児の可塑性に期待することが薦められる。笑い発作に対して最大効果のある治療法が定位温熱凝固術以外にないので、この手術の成果に期待するべきであるというのは手前味噌であろうか。二〇二一年に報告した長期の経過観察では、発作消失が得られて47％で薬物治療を中止できた。〔注37〕断薬をもって治癒とするには短絡過ぎるが非常に高い断薬率であると考えてよい。先天性の難治な稀少疾患を治癒させることができる治療法がこの手術ということになる。

近年、視床下部過誤腫に対する外科治療の基本は定位脳手術であることが確定したと思っている。温熱凝固術もレーザー焼灼術も定位脳手術である。他の術式はほとんど報告がなくなって来ている。視床下部過誤腫に対するＭＲＩガイド定位温熱凝固術の理論的根拠とその優位性について詳細な報告を続けてきた私たちの成果といっても過言では無い。

第二章のまとめ

1．笑い発作の原因となる視床下部過誤腫のＭＲＩ診断と分類法（亀山分類）を提起した。

2．視床下部過誤腫症候群の疾患概念を明らかにし、そのてんかん原性について新たな仮説を提起し、過誤腫の付着部近傍にてんかん原性焦点があることを明らかにした。

3. 外科治療法の中でも視床下部過誤腫を視床下部から離断して視床下部への直接的発作伝播をブロックする離断術の優位性を明らかにして、ＭＲＩガイド定位温熱凝固術を完成させた。

4. 定位温熱凝固術は、過誤腫の大きさや形、分類などによる適応制限がなく、すべての過誤腫に対して適応できる唯一の術式であることを証明した。

5. 両側付着例は両側に発作伝播する可能性があり、両側の付着部を離断することの理論的根拠を示し、片側アプローチで一期的に両側離断を遂行するために、対側へは第三脳室経由アプローチを開発して片側の視床下部温存を可能とした。

6. ＭＲＩガイド定位温熱凝固術が最も高い笑い発作消失率を有し、術後合併症率の低い安全で有用性の高い術式であることを証明して報告した。

第三章　笑い発作の脳内ネットワーク

私は、笑い発作に対する新しい手術法の開発だけをめざしていたわけではない。同時に笑い発作症候発現のしくみについても研究してきた。この章では、笑い発作が作られるしくみを解明したいと思う。笑い発作が視床下部過誤腫から起始することは確かめられたが、視床下部過誤腫がほぼ全例で必ず笑い発作を出すことの必然性はなぜかということはわかっていなかった。発作波が過誤腫内に止まっている間は、実際の笑いの発作症候（笑うという発作の症状）は始まらない。発作の起始後にどこかに伝わって（伝播して）、笑い発作の症状が作られると考え、てんかんの脳内ネットワークを解明することが重要であると考えるようになった。笑い発作時のてんかん伝播を解析するために、発作時SPECTを解析し研究することにした。なぜなら、てんかん発作が起こったところや伝播したところは局所の脳血流量が増加することが明らかにされているため、発作時の血流増加部位を調べれば脳表のみならず脳深部でもてんかんが伝播する脳部位がはっきりすると思ったからである。

一・発作時ＳＰＥＣＴの解析

てんかん発作の脳内での拡がり方を伝播（でんぱ）と表現するが、伝播を視覚的に捉えられるのが、発作時ＳＰＥＣＴや脳波、脳磁図である。ＳＰＥＣＴ（SPECT: single-photon emission computed tomography、スペクトと呼称）という検査は、医師がビデオ脳波を確認しながら放射線科のベッドサイドに待機して、発作の始まりを確認すると同時に特殊なラジオアイソトープ製剤を静脈注射すると、注射後の脳局所の血流量を反映するため、発作に関係した脳部位のみが高灌流（局所脳血流量が増えること）になることを計測する検査である。てんかんの外科治療の術前検査として、てんかん焦点の局在を推定できる有用な検査法であるという位置づけで保険適応となっている。当初は、発作時ＳＰＥＣＴの研究が笑いの研究にまで発展するとは想像していなかった。脳波や脳磁図研究では、脳の深部の情報は得られないが、ＳＰＥＣＴは、脳局所の機能的変化を脳深部の局所脳血流量の変化として示してくれるので、視床下部過誤腫の発作伝播を研究するのに優れている。可能なかぎり全例で検査を試みているが、発作頻度が高くないと検査時に発作が起こらないために成功しない。

発作時には、てんかんに関連した脳局所の血流量が増え、発作間欠時（発作を生じていないとき）には、焦点（てんかんの発生源）の局所の脳代謝や脳血流量が低下していることが知られている。このことから、発作時の局所脳血流量から発作間欠時の脳血流量を引き算すると、その差分が発作時に血流が増加する焦点やてんかんが伝播する部位をより明瞭化するという検査法である。発作時ＳＰＥＣＴから発作間欠時ＳＰＥＣＴのデータを引き算して、画像処理した結果を患者のＭＲＩに重ね合わせて表示したものをＳＩＳＣＯＭ：シスコム[注61]といい、発作焦点切除術の際の切除範囲を決める指標の一つになる。図1.5にその画像を示した。また、同じ発作型を持つてんかん症例の発作時ＳＰＥＣＴからシスコムを統計学的に処理してＳＰＭ（statistical parametric mapping）解析する[注62]と、同じ

61　O'Brien TJ, So EL, Mullan BP, Hauser MF, Brinkmann BH, Bohnen NI, Hanson D, Cascino GD, Jack CR Jr, Sharbrough FW. Subtraction ictal SPECT co-registered to MRI improves clinical usefulness of SPECT in localizing the surgical seizure focus. Neurology. 1998;50:445-54.

62　Bruggemann JM, Som SS, Lawson JA, Haindl W, Cunningham AM, Bye AM. Application of statistical parametric mapping to SPET in the assessment of intractable childhood epilepsy. Eur J Nucl Med Mol Imaging. 2004;31:369-77.

発作症候を持つグループの発作時に共通して、統計学的に有意に血流が増えるところを抽出することができ、発作がどこに伝播して、共通の発作症候を出すのかを明らかにすることができる。

私は、21例の視床下部過誤腫例に対する笑い発作時SPECTのシスコム結果をSPM解析した。意外な結果であったが、「てんかん発作が視床下部過誤腫で起始した後、視床下部から同側の視床背内側核、両側橋被蓋や反対側小脳半球に伝播して、これらの部位が笑いという発作症候を発現させるところである」という結論を導き出して報告した。[注13] 次頁の図3．1が、そのSPM解析結果を示したものである。まさに笑いを出している時に脳の中で働いている場所を示したものである。てんかん発作が視床下部過誤腫で起始した後にいつも同じ部位に伝播して笑い発作症状を発現するネットワークに関する初の論文である。視床背内側核への伝播が重要であることがわかった。両側橋被蓋は両側の顔面神経核と左右を連絡する脳幹網様体を表していると考えられた。同側の被殻にも伝播していることがわかった。視床背内側核から被殻をとおって脳幹に至る経路があるらしいが、詳細はわからなかった。笑い発作時に局所脳血流の有意な増加を認めた部位は、過誤腫で起始したてんかん発作が伝播して笑い発作を生じさせた脳の領域（笑い発作の症候発現部位）で

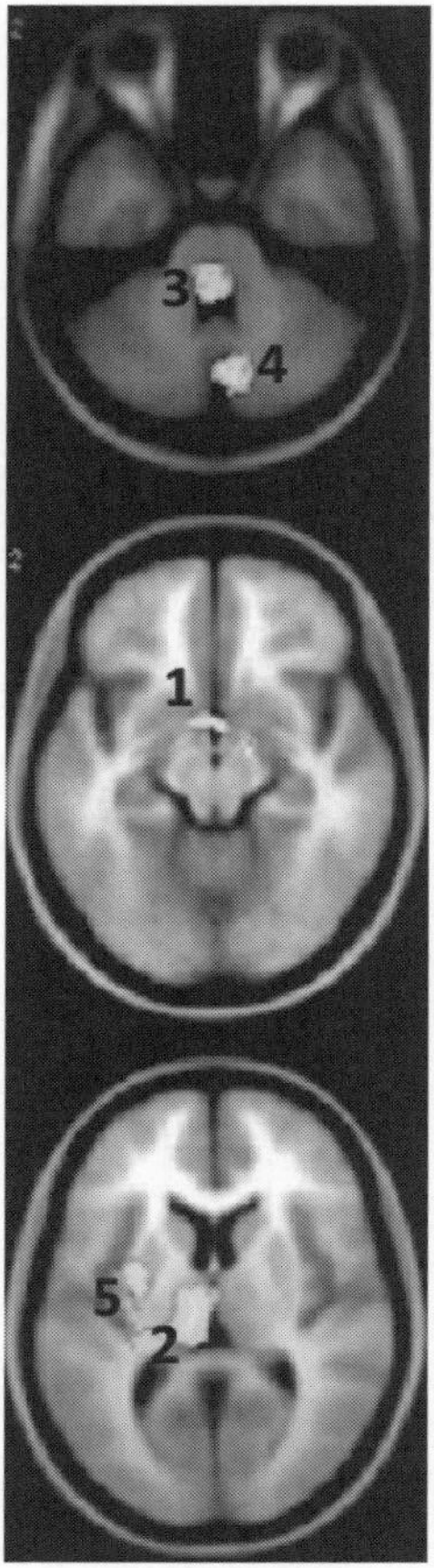

図３．１　統計学的解析法（SPM）（p<0.001）による笑い発作時の有意な血流増加部位

この図は、発作が視床下部過誤腫内で起始した後、てんかん発作の伝播の順に、過誤腫付着側の視床下部（１）、同側の視床背内側核（２）、両側の顔面神経核と脳幹網様体を示す橋被蓋（３）と反対側の左小脳後葉下半月小葉（４）に伝播した証拠として血流増加が認められる（カラー表示できないのが残念である）。笑い発作の症候発現（笑いの症状を作ること）に関連した場所が抽出されたものである。同側の被殻（５）にも血流増加が認められるが、笑いの症候発現の中核ではなく運動調節に関連していると考えられているが詳細は不明である。また愉しさの情動に関わる扁桃体には伝播していないことがわかる。

あるということを物語っており、笑うという発作症状の発現に共通する脳部位が示されたということである。この発作時SPECTの臨床研究は、対象としたのが視床下部過誤腫症例であり、発作が日単位で起きるほど頻度が高い笑い発作だから高い確率で成功したのであり、他のてんかん発作では統計解析に必要な症例数を確保することが困難であったと考えられた。笑い発作というてんかん性の笑い症状を生じる共通部位が、視床背内側核や顔面神経核、小脳にあることである。顔面神経核は当然であると思ったが、予想に反して、視床背内側核が抽出されたことは、衝撃的なことだった。

過誤腫付着側の視床下部から視床背内側核に伝播する証拠が得られたが、視床下部から視床背内側核への連絡は、オノとニイミのネコの研究で、外側視床下部から視床背内側に直接入力することが明らかにされており、〔注63〕他の研究でも確認されている。図の1から4までの全ての場所が、てんかん発作症候発現部位と呼ばれる。しかし、全ての場所が同じ仕事をしているようには考えられない。それぞれの場所の働きについて、掘り下げる必要があると考えた。また、もう一つ重要な事実として扁桃体が抽出されなかったことは、扁桃体が視床下部過誤腫の笑い発作には全く関与しないということが明らかにされたことである。

第1例目の深部電極記録（図1．4）で、過誤腫内から起始したてんかん（発作原性・・

ictogenesis）が４秒ないし７秒の潜時をもって笑い症状が起きること（発作症候発現性：symptomatogenesis）の意味を、この発作時ＳＰＥＣＴの研究結果から理解することができた。つまり、視床下部過誤腫はてんかん発作を発生させるだけで、笑い症状を作るのは伝播した場所の症状であるということを示したことに他ならないのである。違うところに伝播したら、笑いでない症状を出すことになるのかも知れない。したがって、図３．１に示された脳部位が笑いを作ることに関連していると理解できた。発作原性と発作症候発現性を明瞭に区別して理解できるのが視床下部過誤腫と笑い発作の関係であり、他にはこれほど明瞭なてんかんはない。何れにしても、てんかんを発症する視床下部過誤腫はほぼ１００％笑い発作を持っているため、私が明らかにした発作伝播経路と発作症候発現部位はすべての視床下部過誤腫症例に共通の発作伝播経路と考えて良いことを示している。

　この論文を書いたとき、査読者から、視床下部過誤腫からの伝播は乳頭体から視床前核に伝わるはずだから、私の説は大きなパラダイム・シフトだという指摘を受けた。この査

63 Ono K, Niimi K. Direct projections of the hypothalamic nuclei to the thalamic mediodorsal nucleus in the cat. Neurosci Lett. 1985;57:283-7.

読者はカーンらの論文〔注27〕が正しいという思い込みで査読したものと思われた。カーンらの論文では、視床下部過誤腫症例に定位脳手術で深部電極をたくさん留置して発作時記録を行い、前部帯状回に発作が伝播することを示し、乳頭体から視床前核を介すると考察した。しかし、私がその論文を精査すると、実際には乳頭体や視床前核に電極が留置されたわけではなく直接的な伝播を証明していない。提示されていた図では、扁桃体の記録にてんかん波が伝播していないことが明らかだった。カーンらが笑い発作が前部帯状回に伝播していることを実証した点は賞賛して良いが、この事実は非対称性笑い発作を考察する上で大切になる。また、次の項で詳しく論じる他の論文で明らかになったことであるが、前部帯状回に伝播するのは視床背内側核からであり、乳頭体―視床前核からの回路ではない。視床前核からは後部帯状回への連絡が主である。視床下部―視床背内側核―前部帯状回への連絡が二次的な神経ネットワークとして重要であり、後で詳しく論じたいと思う。チーフ・エディターは、興味深い論文であるとのコメントとともに、いろいろと助言をしてくれた。その助言により、過誤腫で発生したてんかん発作が乳頭体に伝播するはずがないということを力説したら、受理してくれた。乳頭体を介した伝播経路を想定したカーンらの説が正しいなら、定位温熱凝固術や内視鏡手術では乳頭体を温存し視床下部との付着部を離断するのみであるため笑い発作は消失しないはずであるという私の主張が受け入れられた。今では、レーザー焼灼術でも過誤腫付着部の離断術の有用性は受け入れられており、私の示した伝播経路の概念も受け入れられつつある。はじめの頃は視床背内側核―脳幹―小脳の回路が笑い発作の発現に重要であると考えていたが、私の考察の中では徐々に視床背内側核の重要性が増大していった。

二．笑い発作症候発現部位からの洞察

笑い発作の発作症候発現部位は、前述したように同側の視床背内側核（mediodorsal nucleus of the thalamus）、橋の両側被蓋部、反対側小脳後葉の半月小葉と同定された。これらを包含する回路がステレオタイプで自動的なリズムをもつ笑いの発作症候に重要であるという衝撃的な新論文〔注13〕を二〇一〇年に書いたわけである。橋被蓋は両側の顔面神経核とそれらを連絡する脳幹網様体を表していると推定した。

私は、視床背内側核の働きについて改めて徹底的にしらべた。すると、一九六六年の斎

藤の論文[注64]に、ネコの扁桃体を電気刺激すると同側の顔に規則的な笑い様運動が起こり、視床背内側核を破壊すると、扁桃体を刺激してもそのような運動が起こらなくなるということやその連絡は下視床脚を介する経路であることが書かれていた。また、背内側核の内側核群（大細胞部分：magnocellular subdivision）のみが関与すると述べられ、扁桃体―下視床脚―視床背内側核―中脳大脳脚最内側部―顔面神経核の同側性経路を明らかにし、錐体外路系は関与しないと結論づけていた。さらに、一九五七年のボールドウィンらの論文[注65]では、サルの扁桃体を電気で刺激すると、刺激と同じ側のしかめ顔をするという結果が示され、ヒトの内側側頭葉てんかんでは、焦点と同じ側の笑い発作が生じると書かれていた。さらに、笑い発作はつねに愉快な情動が先行するという記載があった。何れも同側性に伝播することを示している。また前出のカーンらの論文[注27]で視床下部過誤腫例の扁桃体の刺激で本来の笑い発作を誘発したことが書かれていた。これらの論文によって、扁桃体と視床背内側核が笑いに関係しているのは間違いないが、視床下部過誤腫の発作時の脳血流量解析においては、扁桃体が関係ないことは事実として明らかである。この点も極めて重要である。カーンらの論文の発作時脳波記録の図には、扁桃体にてんかん波が波及していないことが示されていて、これも私の研究を裏付けた。他の論文[注66]では、扁桃体から視床背内側核へは、一方向性の連絡であることが示されている。そのために、視床背内側核から逆行性に扁桃体に伝播しないと考えられるため、伝播の経路から視床下部過誤腫の笑い発作が愉しいという情動を伴わないことの理由を明解に説明できる。

視床背内側核と顔面神経核や小脳との関係はどうだろうか。これも論文的考察からいろいろなことがわかった。過誤腫が、顔面神経核に近い第四脳室底にできたという少数の症例〔注67、注68〕報告があり、この場合は笑い発作ではなく、顔面けいれんや眼瞼けいれんが発作症状

64 斎藤昌治: 大脳辺縁系の発作発射にともなう顔面自動症（Facial automatism）の発生機序—特に扁桃核と視床背内側核の機能的関連について—. 精神経誌. 1966;68:27-44.

65 Baldwin M, Frost LL, Wood CD. Face and jaw movements during epileptiform discharge in temporal regions. Neurology. 1957;7:15-25.

66 Taber KH, Wen C, Khan A, Hurley RA. The limbic thalamus. J Neuropsychiatry Clin Neurosci. 2004;16:127-32.

67 Delande O, Rodriguez D, Chiron C, Fohlen M: Successful surgical relief of seizures associated with hamartoma of the floor of the fourth ventricle in children: report of two cases. Neurosurgery. 2001;49:726-30.

68 Zamponi N, Passamonti C, Luzi M, Trignani R, Regnicolo L, Scarpelli M. Fourth ventricle hamartoma

であった。これは大変重要な事実を示している。つまり、顔面神経核は笑いを作るところではなく、顔を動かすためだけの働きしかもっていない。また、小脳の病変由来のてんかん発作に関する総説が発表された。それを読むと、小脳でもてんかんを発症しやすいのは過誤腫と神経節膠腫や星細胞腫などの脳腫瘍であり、発作型はほとんどが第四脳室底の過誤腫と同様に片側の顔面けいれんやミオクローヌス発作で、笑い発作を来した症例の報告は見あたらない〔注69〕。小脳も笑いのリズムを作ることは無理であることを物語っており、表情の両側協調運動やリズム調整の抑制性モジュレータ機能を担っている可能性が高い。このことから、脳幹や小脳よりも上位にある視床背内側核が笑い発作のリズム運動の中枢として有力であり、中枢性パターン運動発生器（Central pattern generator）であるという結論になる。

三．視床背内側核が中枢性パターン発生器

視床背内側核が笑いの自動運動のリズムを作り出す中枢であるということが明らかに

なったことで笑い発作のネットワークの考察が一気に新しい展開を示した。また、笑い発作が新生児にも発症することを考えると、生下時にはこの中枢性パターン発生器が完成していると考えられる。しかし、この核にリズム発生神経細胞があるという証拠はない。リズムを形成するメカニズムはわからないが、斎藤の研究や私の研究はこの結論を導いた。小脳とのネットワークでリズムが形成される可能性はあるが、脳幹や小脳の障害で強迫笑いが起きることを考慮すると視床背内側核のみでもリズムを形成する機能がある可能性の方が高い。

動物の歩行も先天的に備わっている。人間以外の動物は生まれてすぐに歩き始めるが、歩き方を教わったわけではなく、脳のなかに歩くというパターン発生器（運動の自動的な繰り返しをさせるしくみ）があると考えられている。脳幹や脊髄が候補としてあげられていて、中枢性パターン発生器（セントラル・パターン・ジェネレータ）という知覚入力な

presenting with progressive myoclonus and hemifacial spasms: case report and review of literature. Childs Nerv Syst. 2011;27:1001-5.

69 Foit NA, van Velthoven V, Schulz R, Blümcke I, Urbach H, Woermann FG, Bien CG. Lesional cerebellar epilepsy: a review of the evidence. J Neurol. 2017;264:1-10.

しに規則的な運動を生じさせる機構をこのように定義する。〔注70〕

笑い発作も笑いも規則的に繰り返す自動的なリズムをもっているので、歩行と同じように中枢性パターン発生器があるという仮説を立てた。新生児でも胎児でも笑うのが確認されている（この場合は、微笑である）。〔注71〕笑うパターン運動は、人間では泣きのパターン運動と同様で、いつも同じステレオタイプの原始的なリズム運動であり、胎児の段階ですでにこのパターン発生器が完成しているはずである。笑い発作と泣き発作がほとんど同じ病態生理機序で生ずることを考えると、新生児の泣きも同じであろう。それを生み出すのが、笑い発作の中枢性パターン発生器である視床背内側核であるという仮説である。生まれつき完成している大脳の核心部分である大脳辺縁系という古い脳の部分に、笑いの中枢性パターン発生器があると理解すると納得できる。解剖学的にも機能的にも視床背内側核の存在に必然性を認める。しかし、これまでは笑いの中枢性パターン発生器の議論は皆無であった。

四．脳におけるリズム形成

実際のいろいろな場面で、脳にリズム形成の機能があることを疑わせる。歩行運動や笑いはもちろんであるが、咀嚼や嚥下のリズムも研究されている。鳥や昆虫などでは羽ばたき運動などもリズムがある。究極のものは、ピアニストやドラマーの演奏リズムであろう。考えながらではあれだけ早い演奏は到底できるわけがない。繰り返しの訓練によって獲得されたリズム運動であると考えられる。体操選手の鉄棒や床運動の演技も同様で、大脳で考えながらの演技では到底追いつかない究極のリズム運動であると考えられる。このリズム形成は大脳皮質とは独立していて皮質下で行われており、大脳皮質はきっかけや時間的タイミングなどの高次機能を遂行しつつ自動的リズム運動は独自に完遂されるものである。考え事をしながら普通に歩くことができるのはそのためである。歩くことが認知症

70 Harris-Warrick RMI. General principles of rhythmogenesis in central pattern generator networks. Prog Brain Res. 2010;187:213-22.

71 イギリスの三次元胎児エコーの研究（ＢＢＣニュース）で、26週と言う早い段階で胎児が微笑むことが報告された。

予防に良いと聞くこともあるが、散歩程度は脊髄レベルでいくらでも遂行できてしまうリズム運動であり、大脳機能はほとんど使っていないと考えると単なる散歩ではその効用に疑問がある。

視床は視床背内側核以外にもいろいろなリズム形成に関係する主要な核である可能性が高い。脳波には基礎律動という8―10ヘルツの波があり、視床が脳波のリズムを形成していると考えられている。また、パーキンソン病を起こす大脳基底核回路の異常で視床に抑制がかかると歩行のリズムが障害されてすくみ足を生じ、メトロノームなどで外部からリズム音を聞かせるとすくみ足が改善することが知られている。逆に、ハンチントン病では視床が興奮して舞踏病と呼ばれるような不随意なリズム運動が生じる。またLドーパというパーキンソン病の特効薬を長期に投与するとジスキネジアという不規則なリズムの不随意運動を生じることがよくある。またパーキンソン病の振戦や本態性振戦が定位脳手術によって視床腹中間核の凝固で即座に消失することを考えると、視床のいろいろな核でリズム形成に関連した機能を付与されているのではないかと考えざるを得なくなる。従来は視床と相互に連絡する抑制性モジュレータによってリズム形成がなされると考察されることもあったが、私自身は視床の核自体にリズム形成機能がある可能性が高いと考えている。

五．視床背内側核の情動に関わる機能

視床背内側核は視床の中でも大脳辺縁系の最大の中継核で、いろいろな部位からの入力を受けて大脳新皮質に出力し、大脳辺縁系と新皮質系を相互に連絡する主要な中継所の役割を担っている。リビングストンとエスコバルによって命名された基底外側辺縁回路(Basolateral limbic circuit)〔注72〕に属し、扁桃体—視床背内側核—眼窩前頭皮質—側頭極皮質—扁桃体からなる閉鎖回路を形成する重要な神経核である。前出のテイバらの論文〔注66〕によれば、扁桃体から視床背内側核への連絡のみが一方向性であるが他の連絡は双方向性とされている。発作時ＳＰＥＣＴでも視床背内側核から扁桃体への逆行性伝播はないと結論できた。ここでは、笑い発作のパターン発生器としての基本的役割以外に重要な視床下部過誤腫症候群に見られる高頻度の行動異常に関する重要な役割や、それが属する大脳辺縁回路についても考えてみたい。基底外側辺縁回路は大脳辺縁系の二大回路のなかでも、主とし

72 Livingston KE, Escobar A. Anatomical bias of the limbic system concept. A proposed reorientation. Arch Neurol. 1971;24:17-21.

て情動に関係した回路と考えられている。最近の研究で、視床背内側核は認知や行動の統合に大きな働きをしていることがわかってきた。〔注73〕この核の障害が、コルサコフ症候群という認知障害や、統合失調症の発病に何らかの関係を持っていると考えられるようになった。〔注74〕フクタケらは、視床背内側核の小梗塞で性格変化を来し、注意障害、易刺激性、攻撃性などの症状が現れた症例を報告している。〔注75〕ネコを用いた実験で、視床背内側核を破壊すると、興奮しやすくなり怒りやすくなることが知られている。〔注76〕このことから、この核を含む辺縁回路が情動を制御していることは間違いないと考えられる。視床下部から視床背内側核を介して、主として前頭葉の広い皮質領域に情報が伝えられ、視床下部と視床背内側核は認知や行動の制御に深く関係していることが判明している。てんかん発作波が視床下部過誤腫から視床下部—視床背内側核へと常同的に伝播することにより、その異常な攻撃に常にさらされて、視床背内側核の機能的障害が起きるために、視床下部過誤腫の小児で経過が長いと認知発達障害や行動異常などのてんかん性脳症というひどい状態を引き起こすと考えられる。そのために以前は破滅（あるいは破局）てんかんの代表とされていた。他のてんかん症候群に比して、視床下部過誤腫症候群でてんかん性脳症が半数以上の高頻度に認められることの特殊性は、発作伝播経路に視床背内側核が常に含まれることがその最大の理由と考える。さらに、視床背内側核は前頭前野と双方向性の連絡があり、慢性的に前頭葉の機能障害を引き起こしている可能性も示唆される。その証拠に、脳波異常の強い例ではてんかん性脳症の合併率が高い事実がある。定位温熱凝固術によって視床下部過誤腫からのてんかん伝播が遮断されれば、笑い発作が消失する結果として脳波異常も改善し、認知障害や行動異常も治療可能であるという理論的根拠にもなる。事実、術後に笑い発作が消失して数ヶ月から2年後には脳波も正常化し、知能指数が有意な範囲で上昇する。行動異常も術後比較的早期に消失するが、視床背内側核の機能が正常化する結果であると推察できる。

---

73 Markowitsch HJ. Thalamic mediodorsal nucleus and memory: A critical evaluation of studies in animal and man. Neuroscience & Behavioral Reviews. 1982;6:351-80.
74 Jones EG. The thalamus. Cambridge University Press, New York. 2007.
75 Fukutake T, Akada K, Ito S, Okuda T, Ueki Y. Severe personality changes after unilateral left paramedian thalamic infarct. Eur Neurol. 2002;47:156-60.
76 Schreiner L, Rioch DH, Pechtel C, Masserman JH. Behavioral changes following thalamic injury in cat. J Neurophysiol. 1953;16:234-46.

視床は、間脳の主要部分を占め、大脳皮質と脳幹・脊髄との間にある中継核の集合体であるが、一般的に大脳皮質から脳幹や脊髄に至る運動性の下行路（錐体路や皮質延髄路）は視床を通らない。したがって、随意運動には視床は直接関与しないということである。しかし、体性感覚などの身体中の感覚入力は、内包に隣接する視床腹側核を中継して大脳皮質に集められ、骨格筋からの情報も同様である。視床は全身の末端からの情報入力の中継基地として、皮膚や筋肉からの情報が大脳で処理されて、運動出力に対する感覚のフィードバックとして末梢に伝えられ微細な運動調節を可能にしている。しかし、前述のとおり笑いのリズム形成の中枢性パターン発生器である視床背内側核は表情筋からの感覚入力は必要としないとされる。その他、視床は線条体、視床下核、赤核、小脳などの錐体外路系と協力して、運動をコントロールして繊細な運動ができるように筋肉の緊張を調節し、錐体路と錐体外路[注77]が協調して仕事をしているとされている。この系に異常を来すと、パーキンソン病のように四肢の固縮によって動作が鈍くなることがある。このような特殊な症状を錐体外路症状ということもある。

視床背内側核が大脳辺縁系の一部として、認知・行動の機能を担って存在し、前頭前野と強固な連絡を有して機能していることは、系統発生的にみても人間らしさの進化を象徴するものではないかと思う。視床が大脳辺縁系と新皮質系を連携させるための重要な機能を有していると考える。

六．大脳辺縁系について

大脳辺縁系は、ブローカ言語野で有名なブローカが、「le grand lobe limbique（辺縁葉）」と命名したのが、最初とされている。〔注78〕ブローカが意識したのは、脳梁を取り囲む帯状回や海馬、海馬傍回など、垂直方向の辺縁を意識して名付けたものと考えられるが、リビン

77　錐体外路：大脳皮質から下行する運動経路のうち錐体路（皮質脊髄路）以外をさす概念的な神経路であり、主として大脳基底核と大脳皮質間の連携によって骨格筋の緊張を調節し、錐体路の随意的運動機能に対して協調的に作用してスムーズな運動が行えるようしている。ほ乳類のみに存在する高等なしくみと考えられている。錐体外路障害の基本は麻痺とは異なる運動障害で、代表がパーキンソン病である。

78　Broca P. Anatomie comparée des circonvolutions cérébrales: le grand lobe limbique. Rev Anthropol. 1878;1:385-498.

グストンとエスコバルが、その概念を整理したものを読むと、上部脳幹を水平に取り囲むテント上の領域が辺縁であると新たな提案をしていて明解である。前章図2．2のCを見ると、中脳を取り囲む辺縁系の構造がほぼ同一平面に表れていて、リビングストンらの新たな提案を理解しやすい。この領域は、最初パペッツによって情動に関係する機能を持つと想定された部分で、大脳の内側にあって表面からは見えないところにある。辺縁系にも皮質と皮質下構造の区別がある。この系には、視床背内側核の他に帯状回、海馬、海馬傍回、扁桃体、側坐核、視床背内側核の内側上方に存在する手綱核などが含まれる。辺縁系は、魚類にもあるといわれており、動物が生きるために必要な本能的な機能に関係していると考えられ、脳の核心的な部分であるといえる。現代では、感情や情動に関係した中心的役割は扁桃体が担当し、記憶の形成や保持には海馬が働いているとされている。側坐核は快楽中枢といわれている。手綱核は報酬系として最近クローズアップされている核であり、視床下部や視床背内側核とも連絡がある。大脳辺縁系には、内側辺縁回路（Medial limbic circuit）と基底外側辺縁回路（basolateral limbic circuit）という2つの有名な回路がある。回路は文字通りいくつかの辺縁系の核を連絡して同じところに戻る輪のようなネットワークを形成していることを意味している。この2つの回路が独立的、相補的に機能することで大脳辺縁系が成り立っている。笑いに関連した回路は後者である。この2つの辺縁回路に関する詳細を調べると、大脳辺縁系が笑いのしくみに関して役割が極めて大きいことが徐々に理解できる。内側辺縁回路（Medial limbic circuit）は、一九三七年にパペッツ（Papez）によって辺縁系が情動に関係するとして提唱された概念的回路で、パペッツ回路〔注79〕ともいい、海馬体―乳頭体―視床前核―後部帯状回―海馬体という閉鎖回路を形成している。どちらかというと、こちらの回路の方が有名で、よく知られている。最近は情動というより記憶に関係する認知的情報を担う回路と考えられている。視床前核は視床背内側核の前方にある。視床下部過誤腫からのてんかん伝播をいまだに乳頭体ありきで考えている研究者がいるが、私はこのパペッツ回路が笑い発作に関与しないことを証明した〔注13〕。しかし、この回路の中の乳頭体は、視床下部過誤腫の後外側に常に存在するため、手術に際して乳頭体を極力温存するようにしないと記憶障害が出現する可能性があり、要注意である。また、過誤腫が大きいと乳頭体の存在が認められないことも多い。その場合はこの回路自体断裂しているのかどうかはわからないし、術後の知能回復が認められるの

79　Papez JW. A proposed mechanism of emotion. Arch Neuropsych. 1937;38:725-43.

で、乳頭体だけの問題ではないように思う。両側付着例で両側離断を行う場合は両側の乳頭体を損傷しないように配慮することが重要である。

もう一つの基底外側辺縁回路（basolateral limbic circuit）は、リビングストンとエスコバルが一九七一年に再提唱した扁桃体を中核とする辺縁系回路である。[注72]この回路は、扁桃体─視床背内側核─眼窩前頭皮質─側頭極皮質─扁桃体からなる閉鎖回路であるが、情動回路であると考えられている。しかし、前述したように視床背内側核は行動に関連した記憶も制御している。私が基底外側辺縁回路を提唱するまで笑い発作の回路としてパペッツ回路が想定されていたように、基底外側辺縁回路はパペッツ回路に比べてこれまでそれほど注目されていなかった。しかし、今後は笑いや情動に関連した回路として基底外側辺縁回路の重要性がクローズアップされるに違いないと思っている。この回路について大いに研究が進むことを期待したい。この2つの回路は、完全に独立しているわけではなく、相互連絡があり、両者のバランスが保たれないと「じっとしていられない」という症状や、過激な行動異常が生じるとされる。グリーンとアディーの刺激実験によれば、[注80]海馬の電気刺激で扁桃体に短潜時の反応が生じるが、扁桃体の刺激では海馬に短潜時の反応は起きないことが示され、連絡があることは確かなようであるが、海馬から扁桃体への連絡のほうが強いという結果である。この事実は、内側側頭葉てんかんの伝播経路を考えるうえできわめて重要であり、最近の扁桃体腫大と内側側頭葉てんかんのてんかん原性の話題にも一石を投じる可能性が高い。辺縁回路のうち、本書では基底外側辺縁回路について主に論ずるが、この辺縁回路に前部帯状回との連絡を加えた回路をヤコブレフ回路として、この回路と笑い発作との関係を次項で詳しく調べてみたい。

七. ヤコブレフ回路

一九四八年にヤコブレフ〔注81〕が情動と辺縁系との関係について強調した後、ナウタがサルの脳破壊実験から眼窩前頭皮質—側頭極皮質—扁桃体—視床背内側核—眼窩前頭皮質とい

80 Green JD, Adey WR. Electrophysiological studies of hippocampal connections and excitability. Electroencephalogr Clin Neurophysiol. 1956;8:245-63.

81 Yakovlev PI. Motility behavior, and the brain. Sterodynamic organization and neural co-ordinates of behavior. J nerv ment Dis. 1948;107:313-35.

う回路を証明した。〔注82〕この回路は情動系回路と考えられ、一九七一年にリビングストンとエスコバルがヤコブレフの回路の一部を基底外側辺縁回路、パペッツ回路を内側辺縁回路と命名して二大辺縁回路の存在を明らかにした。〔注72〕武田ら〔注83〕はヤコブレフ回路に関して扁桃体から視床背内側核へは一方向性の投射であること、ヤコブレフ回路という名称は日本で主に論じられてきた回路名であり、帯状回を含めるかどうかの問題点も指摘し、前部帯状回を含めた基底外側辺縁回路をヤコブレフ－ナウタ回路としている。私が医学生の時の神経解剖の教授であった小池上春芳先生の『大脳辺縁系及び傍辺縁系』〔注84〕には、この二大辺縁回路や扁桃体機能の詳細がすでに記述されていた。最近になって、病院図書室でこの本を発見して読んで衝撃を受けた。一九七〇年前後は、大脳辺縁系の研究が全盛であった可能性が高い。

基底外側辺縁回路は、視床背内側核を介して前部帯状回や前頭前野と強固な双方向性ネットワークを形成しており、ヤコブレフは情動回路として重要視した辺縁系皮質でもある前部帯状回を含めた考えを提案した。前部帯状回から扁桃体には連絡があるとされており、視床背内側核からは前頭葉の広い範囲、特に前頭葉内側底面皮質に対して双方向性の連絡があり、てんかん発作の伝播や笑いの神経回路を考える場合には、古典的な基底外側辺縁回路に前部帯状回を加えた「基底外側辺縁回路プラス」のヤコブレフ回路という拡大辺縁回路の方が考察しやすいと考えている。なぜなら、前部帯状回は大脳辺縁系に属する脳回であり、生まれつき完成していて生下時から機能しているシステムとして、本書ではヤコブレフ回路というとらえ方で話を展開していきたいと思う。このヤコブレフ回路が笑い発作のリズム運動を作る神経ネットワークと一部が重なっていることが後々わかる。また、笑いの中核的回路であることも理解できるはずである。

情動的な笑いの神経ネットワークとしては、扁桃体から視床背内側核への連絡が中核を成しているが、視床背内側核と前頭前野、前部帯状回とは、双方向性の神経連絡がある。この二大辺縁回路が直接的に重なり合わないということも大切な事実で、ある程度独立した機能分担がなされていることが重要と考えられる。また、前頭前野は、情動発現に抑制的に働くと考えられている。また、社会的認知機能や相手の心情や考えを推測する「ここ

82 Nauta WJH. Neural associations of the amygdaloid complex in the monkey. Brain. 1962;85:505-20.
83 武田貴裕、内原俊記、石塚典生、岩田誠：ヤコブレフ回路再考．臨床神経学．2007;47:135-139.
84 小池上春芳：「大脳辺縁系及び傍辺縁系」小池上春芳教授退官記念会発行（非売品）一九七一年．

ろの理論」に関係し、情動系や動機づけ行動を制御して情動行動が突出して人格的に破綻することを抑制して社会生活に適応しながら行動できるという。〔注85〕一方、扁桃体で情動を生み出すには記憶が必要である。情動系と記憶系は機能的に相互作用を有していて、強い印象の情動的出来事記憶は長く残りやすく、情動記憶の増強やいろいろな行動の遂行、体験に対する快感や不快感の発生に扁桃体が重要な役割をしているという。笑いの情動以外にも恐怖や悲しさ、愉しさの情動を生み出すという。〔注86〕このモダリティーの差は何によるのかは明らかではない。この研究では左右の扁桃体を直接電気刺激した結果、モダリティーの形成に左右差があるという結論であった。しかし、私の内側側頭葉てんかんの術後患者の経験からは、左右差はないように思われる。それとも、前頭前野でふさわしい情動が判断されているのだろうか。どのようなモダリティーの情動がふさわしいかを判断するには、成長過程での経験学習が必要とされていて、能力の高いワーキングメモリーを擁する前頭前野がそれを担っている可能性が高い。第四章で詳しく論じるが、前部帯状回（辺縁系）と補足運動野（新皮質系）は表情筋の緊張を促通的に制御しており、両者が同じような機能を別々に持っていることが確かめられている。つまり顔の表情は生下時にすでに個性として完成していて完璧に機能している。笑いも先天的に完成している脳機能であり、成長とともに進化する個体発生において辺縁系と新皮質系において表情筋の緊張や笑い機能を遂行するために独自の支配が重複して準備されていることになり、先天的にも後天的にも笑いの複雑さに対応できるように脳のネットワークが構築されていると考えると、系統発生の頂点に位置づけられる最高の機能として笑いのしくみを捉えることができる。

次頁に、二大辺縁回路を図示し、その独立性や相互連絡、新皮質系との連絡も示した。基本となる二大辺縁回路は内側辺縁回路（パペッツ回路）と基底外側辺縁回路であるが、この回路に加えて、基底外側辺縁回路プラス（前部帯状回を含ませている）であるヤコブレフ回路との関連も図示した。伝播の方向性にも注意してほしい。

85　小野武年：「脳と情動—神経から行動まで—」、朝倉書店、東京、二〇一二年：

86　Lanteaume L, Khalfa S, Régis J, Marquis P, Chauvel P, Bartolomei F. Emotion induction after direct intracerebral stimulations of human amygdala. Cereb Cortex. 2007;17:1307-13.

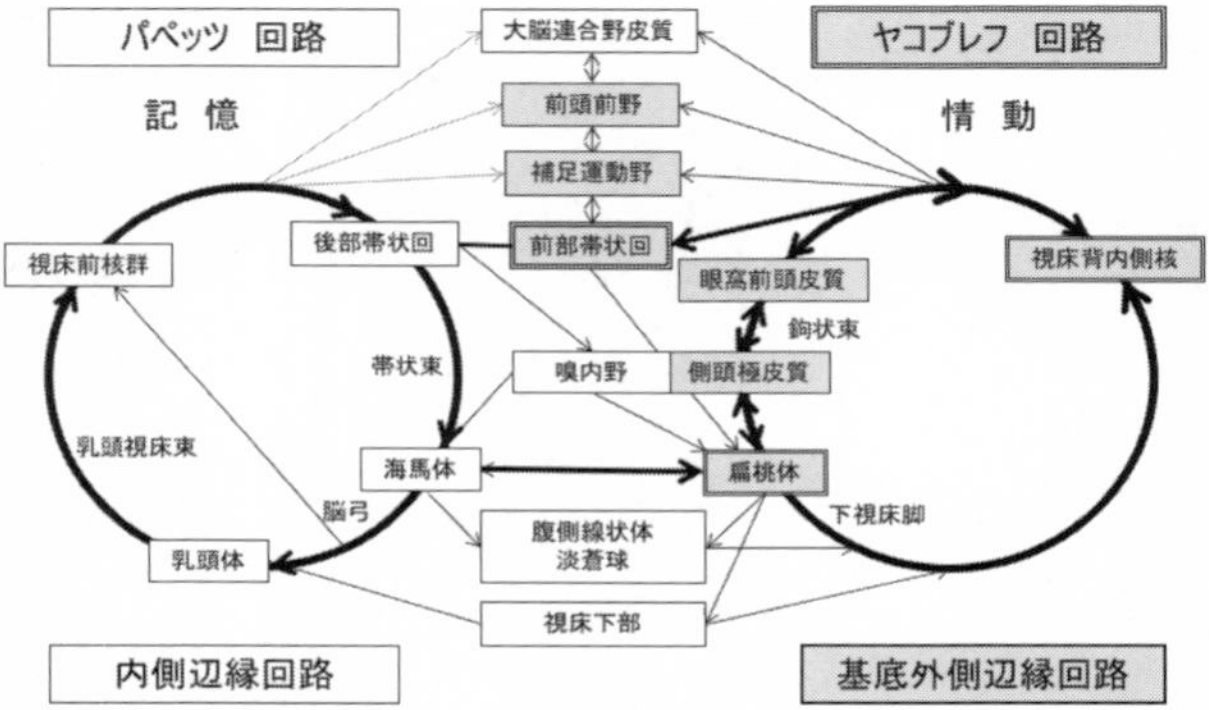

図３．２　ヤコブレフ回路とパペッツ回路

ヤコブレフ回路（基底外側辺縁回路プラス）を笑いの回路の立場でまとめた。この図は、都立神経研究所のホームページの図からアイデアをもらって改変して作成し、パペッツ回路との関連も示した。古典的な基底外側辺縁回路とヤコブレフ回路（基底外側辺縁回路＋前部帯状回）を分けて表し、丸い円は回路を示し、矢印は伝播の方向性を示した。片側の矢印は一方向性、両方の矢印は双方向性を示している。扁桃体から視床背内側核への伝わり方だけが一方向性である。視床背内側核と前部帯状回、前頭葉、補足運動野、頭頂葉とも双方向性の連絡があることを示している。海馬から扁桃体への伝播の方がその逆よりも優勢であることを示した。

八．愉しくない笑い発作と愉しい笑い発作

ここまでの理論展開で、視床下部過誤腫による笑い発作の本質が理解できたことと思う。これまでの考察が正しいかどうか、他のてんかんによる笑い発作の論文を集めて検証した。

視床下部過誤腫以外にも稀に笑い発作の症例報告がある。これらの報告では、前頭葉由来〔注87、注88、注89〕や頭頂葉由来〔注90〕の笑い発作では、基本的に愉しい情動を伴わない。側頭葉由来の笑い発作

87　Unnwongse K, Wehner T, Bingaman W, Foldvary-Schaefer N. Gelastic seizures and the anteromesial frontal lobe: a case report and review of intracranial EEG recording and electrocortical stimulation case studies. Epilepsia. 2010;51:2195-8.

88　Umeoka S, Baba K, Mihara T. Symptomatic laughter in a patient with orbitofrontal seizure: A surgical case with intracranial electroencephalographic study: case report. Neurosurgery. 2008;63:E1205-6.

89　Cheung CS, Parrent AG, Burneo JG. Gelastic seizures: not always hypothalamic hamartoma. Epileptic Disord. 2007;9:453-8.

90　Moise AM, Leary L, Morgan LC, Papanastassiou AM, Ákos Szabó C. Ictal laughter and crying: Should they be classified as automatisms? Epilepsy Behav Case Rep. 2016;7:31-3.

では愉快さの情動を伴うとされている。[注65、注91]どうしてこのような違いが生じるのか、すでに結論がみえていると思う。補足運動野（上前頭回の内側面）のてんかん起始による笑い発作は愉しさを伴わないと報告されている。[注92]前頭葉由来の笑い発作は前部帯状回や眼窩前頭皮質で生じるとされているが、それらが直接あるいは前部帯状回などを経由して、視床背内側核に伝播して、笑い運動を起動して笑い発作が生じるが、扁桃体を経由して視床背内側核を起動するわけではないために愉しさの情動を伴わないことが理解できる。頭頂葉由来の笑い発作は稀であるが、前頭葉由来と同様に、視床背内側核に逆行性に直接伝播して笑い発作を生じると考えるが、扁桃体を経由しないため愉しい情動は伴わない。しかし、前頭葉（補足運動野）の電気刺激で笑いの誘発とともに愉しさの自覚を報告している論文もある。[注93]それらは一様に刺激が扁桃体に伝播したという考察をしている。前部帯状回の電気刺激では笑いの誘発に愉しさを伴ったという報告[注94]と愉しさはなかったという両方の報告があり、刺激の強さや伝わり方で反応が異なる可能性が考えられる。[注95]前部帯状回は扁桃体との連絡があり、前部帯状回刺激が扁桃体を経由して笑いが誘発される場合には当然のこととして愉快さも誘発するはずである。

一方、海馬から起始する内側側頭葉てんかんは稀に笑い発作を出す。その場合、てんかん発作に扁桃体が巻き込まれ、一定の閾値を超えたときに笑いの快感を感じ、視床背内側核に伝えられて笑いの運動が起動されて快感を伴う笑い発作が生じる。このように愉しさの情動を伴う笑い発作か否かは、発作起始がどこで、どのような経路で視床背内側核に伝播するか、そのとき扁桃体を介して伝播するかどうかで情動を伴うか否かの大きな違いを生じる。内側側頭葉てんかんが笑い発作を生じるのは、発作が扁桃体を介して視床背内側

91 Oehl B, Biethahn S, Schulze-Bonhage A. Mirthful gelastic seizures with ictal involvement of temporobasal regions. Epileptic Disord. 2009;11:82-6.
92 Chassagnon S, Minotti L, Kremer S, Verceuil L, Hoffmann D, Benabid AL, Kahane P. Restricted frontomesial epileptogenic focus generating dyskinetic behavior and laughter. Epilepsia. 2003;44:859-63.
93 Fried I, Wilson CL, MacDonald KA, Behnke EJ. Electric current stimulates laughter. Nature. 1998;391(6668):650.
94 Sem-Jacobson CW. Changes in mood. In: Ganff WH, ed. Depth electrographic stimulation of the Human Brain and Behavior. Springfield, IL: Charles C Thomas, 1968: pp127-38.
95 Iwasa H, Shibata T, Mine S, Koseki K, Yasuda K, Kasagi Y, Okada M, Yabe H, Kaneko S, Nakajima Y. Different patterns of dipole source localization in gelastic seizure with or without a sense of mirth. Neurosci Res. 2002;43:23-9.

核に伝播したときだけと考えられ、その頻度は低い。扁桃体起始の側頭葉てんかんもあるが、必ずしも笑い発作を呈するわけではない。

私たちのシリーズには笑い発作の他に泣き発作の例も少数含まれていて術後に泣き発作も消失している。またカーンの報告で5例中泣き発作が2例含まれ、視床下部過誤腫を電気刺激するとそれぞれ元の笑い発作や泣き発作も誘発可能であったと報告している。[注27] 笑い発作も泣き発作も過誤腫がてんかん原性であることは明らかで、発作伝播や発作症候発現部位も同一と考えられる。以上考察したように、てんかんがどこで起始しようとも笑い発作の症候発現にはすべて視床背内側核に伝播して笑いのリズム運動を形成することが不可欠である。その伝播の途中で扁桃体を巻き込むかどうかで愉しさの情動を伴うかどうかが決定する。視床背内側核から逆行性に扁桃体に伝播することがないのは明らかである。図3．3と図3．4、さらに図3．5で愉しい情動を伴う笑い発作か伴わない笑い発作になるかの違いを理解できると考える。泣き発作でも同様であろう。私は、日本てんかん学会での教育講演をまとめて「笑い発作」について笑い発作の神経ネットワークと愉しさを伴

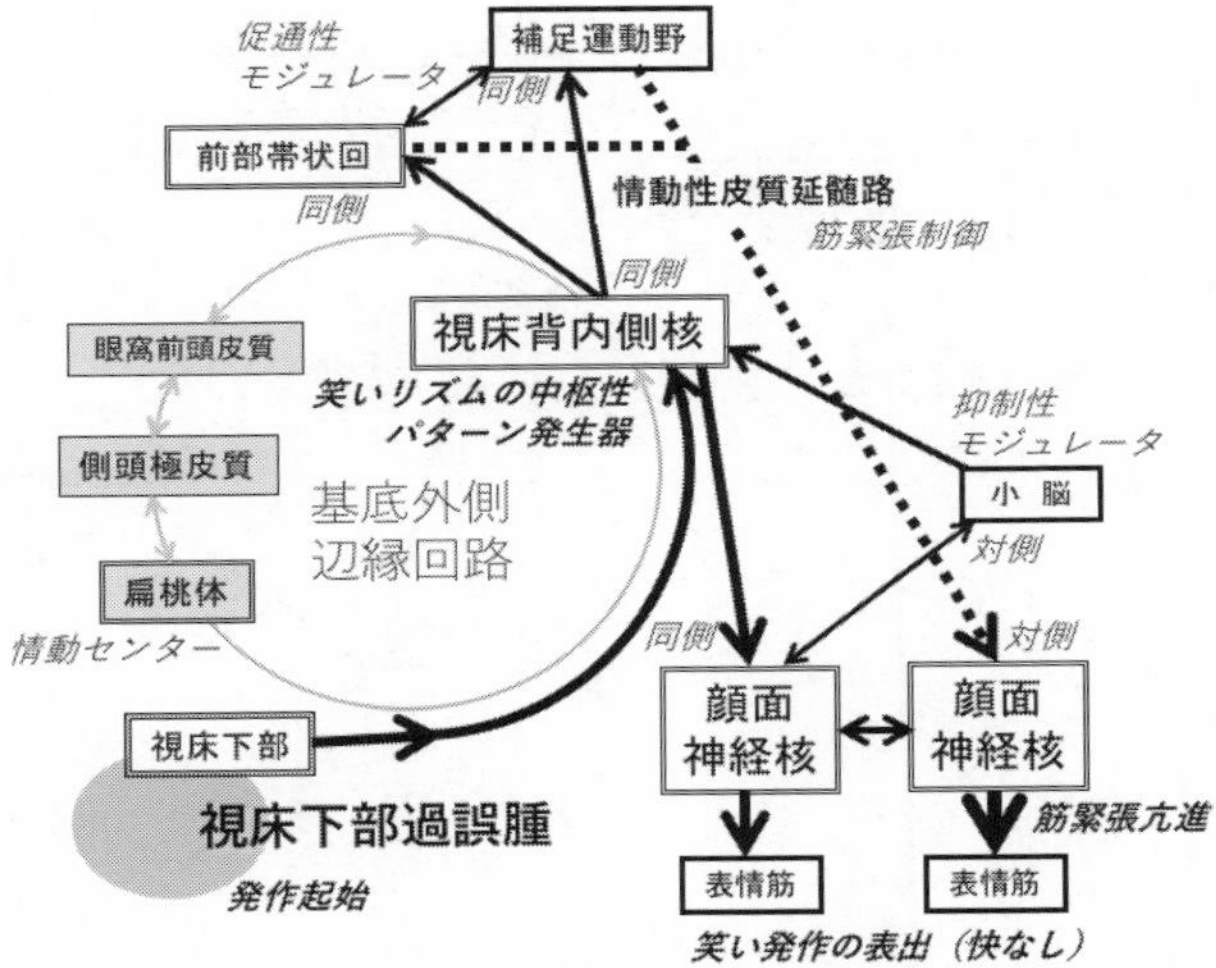

図３．３　視床下部過誤腫由来の愉しくない笑い発作の神経ネットワーク

視床下部過誤腫から視床下部に直接伝播した後、その外側から視床背内側核に伝播すると笑いの自動運動が形成されて顔面神経に伝わり笑い表情が作られ笑い発作となる。視床下部過誤腫の中でてんかん発作が起始してから笑い発作症候の発現に至るまで４～７秒程度の時間を要することはすでに述べた。また、扁桃体に伝わることがないために愉しさの快感は生じないことを理解できるであろう。視床背内側核から前部帯状回や補足運動野という促通性モジュレータにも伝播することにより反対側の表情が亢進して非対称性の笑い発作になると考えられる。

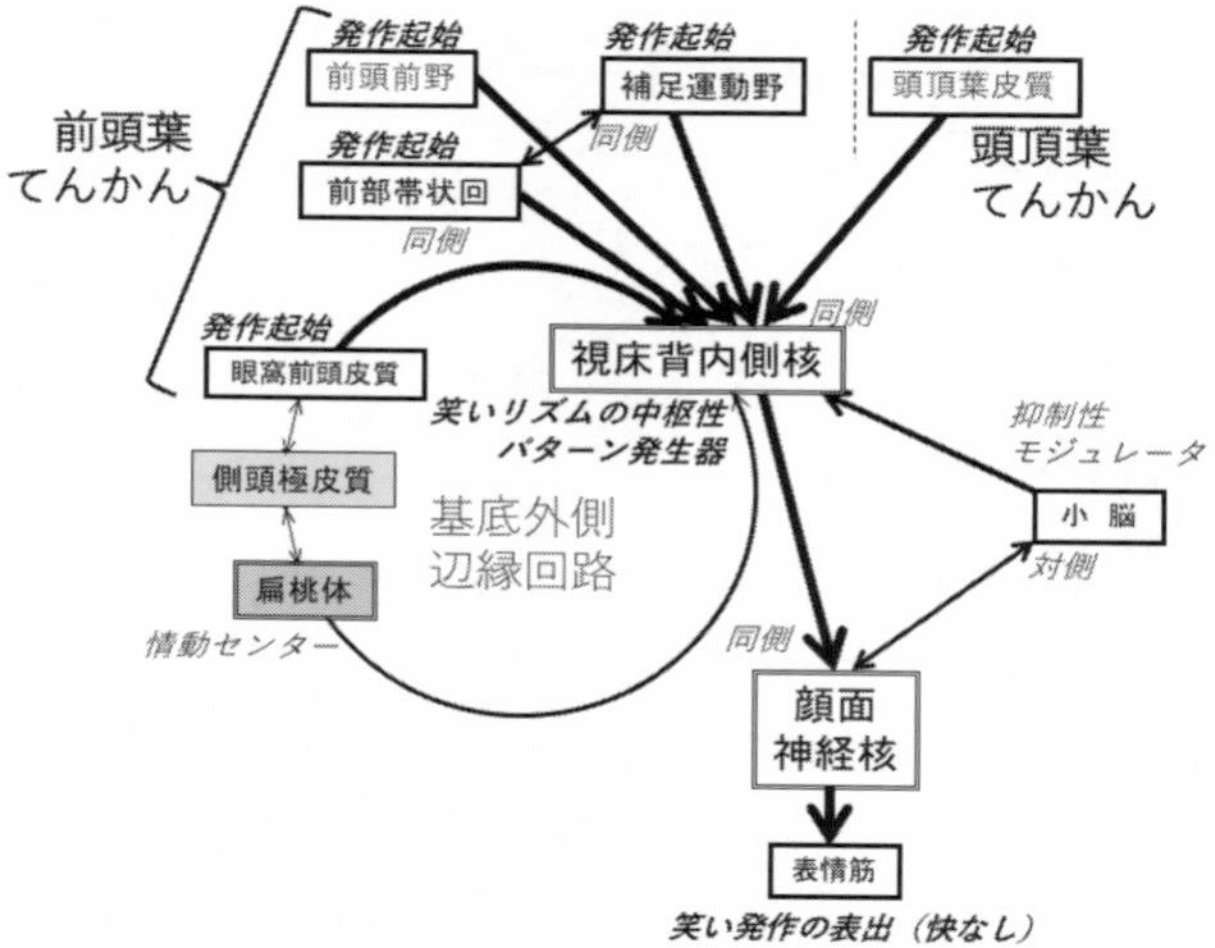

図３．４　前頭葉てんかん・頭頂葉てんかんの笑い発作の神経ネットワーク

この図３．４と次の図３．５をよく見比べてほしい。発作起始の場所と伝播のしかたで快感を伴わない笑い発作と快感のある笑い発作があることを理解できるはずである。前頭葉てんかんや頭頂葉てんかんで笑い発作が生じる場合は、前頭葉や頭頂葉の発作起始部から逆行性に視床背内側核に直接伝播して笑い発作が起動されるために快感は生じない。これらの発作起始部と視床背内側核は双方向性のネットワークを有しているため、逆行性の伝播で笑い発作が作られる。扁桃体を経由していないことを理解してほしい。

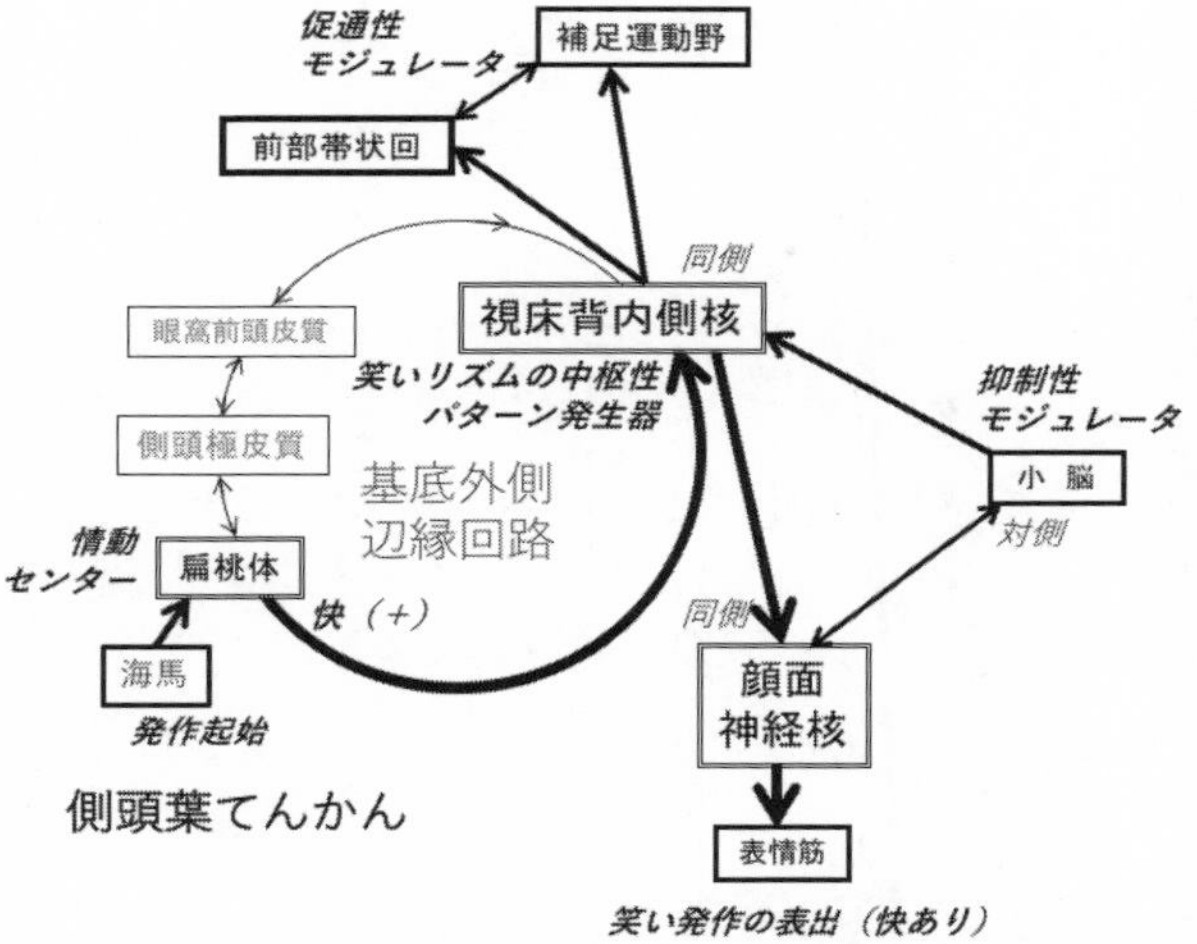

図３．５　側頭葉てんかんの笑い発作の神経ネットワーク

笑い発作は側頭葉てんかんでも稀にみられるが、頻度が低い発作型で、私自身は経験がない。伝播の仕方の違いによると考えられている。

側頭葉てんかんで笑い発作になる場合、海馬で起始したてんかん発作が扁桃体に伝播して愉しさや愉快さの情動を形成した後、視床背内側核に伝播して笑い運動を起動するため快感が先行した後に笑い発作になると考えられる。図３．４と比較してみていただければ、伝播の違いが一目瞭然であり、扁桃体の存在が快の情動を伴う理由になることを理解できるはずである。

う笑い発作や愉しさを伴わない笑い発作の違いを考察して発表した。[注96] 視床下部過誤腫の臨床で感じたたくさんの疑問に対して、ほぼ大筋で回答が得られたと思う。

九．笑いネットワークのミッシングリンク

笑いの中枢がどこにあるのか、私が解明するまでは、すべての論文や著作が直接的証拠もなく「脳幹が笑いの中枢である」という考察をしていた。病的笑いと病的泣きの神経経路に関するレビューでは、情動系は扁桃体や視床下部から傍中脳水道皮質が大きな役割を担っていると結論づけていた。[注97] しかし、笑い発作に関する考察も納得いくものではなく、笑いの中枢の本質を突いたとは認められなかった。私の研究により、脳幹より上位の視床（視床背内側核）に笑い発作の中枢性パターン発生器があることが示唆され、大脳辺縁系に笑いの主座があると考えられることはすでに詳しく論じてきた。

これまでの神経科学の常識は、笑いの情動は扁桃体が担い、笑い運動を作るのは顔面神経核であるとされてきたように思う。しかし、扁桃体から顔面神経核までの間の神経ネッ

トワークが未知であり、このつながりの途絶をわたしは「笑いのミッシングリンク」と呼んでいた。なぜ、笑いのミッシングリンクかというと、笑いに関係すると考えられる脳のいろいろな部位があちこちに見つかっていながら、それが断片的で不連続な笑いの神経ネットワークという状況を示していたからである。笑い発作の研究により視床背内側核という笑いネットワークのミッシングリンクを発見したことになる。視床背内側核がミッシングリンクとして妥当かどうかは十分議論してきた。茂木のいう「神の領域」かも知れないが、その領域に一歩踏み込めたと考える。笑い発作における視床背内側核の存在が明らかになったことで笑いの中枢性ネットワークの考察が完成に近づいた。私が発見した笑い発作の症候発現に関わる大脳辺縁系の基底外側辺縁回路が笑いの回路であり、その回路の構成員である扁桃核が情動のセンターで、視床背内側核が笑い発作のパターン発生器であるという笑いの中枢仮説である。扁桃体と視床背内側核の笑い発作における役割と連絡、

96　亀山茂樹：笑い発作：てんかん研究：2013;31:66-73.

97　Lauterbach EC, Cummings JL, Kuppuswamy PS. Toward a more precise, clinically--informed pathophysiology of pathological laughing and crying. Neurosci Biobehav Rev. 2013 ;37:1893-916.

視床背内側核と顔面神経核の連絡と笑い発作における役割分担から、扁桃体（情動の担当）、視床背内側核（笑い発作の自動運動の中枢）、顔面神経核（顔の運動担当）の連携がクローズアップされてきた。笑い発作はてんかんで生じるものであり、自然な笑いは、愉しいあるいはおかしさの情動によって起きるという違いがあるが、両者のしくみが全く異なると考えるには、大きな無理があることに気がついた。表現形は「笑い」そのもので、違いはほとんどない。笑い発作のことを知らなければ、自然な笑いと区別がつかないかも知れない。笑い発作は新生児にもみられることから、「先天的に備わった脳の働き」を異常にさせているのが、「笑い発作」であると考えて間違いはなさそうである。そのように考えると、「先天的に備わった笑いを作る脳の働き」の部分は、笑い発作も情動的笑いも共有している可能性が高いということになる。笑いは通常愉しいという情動があって、笑いが実際に起きるしくみであるはずである。一方、笑い発作では、愉しくない笑いであることも見てきた。そうすると、情動センターである扁桃体を介さなくても、笑いを自動的に生じさせる笑いの自動運動中枢である視床背内側核に何らかの刺激が伝わり、笑いの自動運動の命令が顔面神経核に伝われば、笑いが起きるはずである。扁桃体を経由して視床背内側核を起動するか、扁桃体を経由しないで視床背内側核が起動されるかで愉しい情動を伴うかどうかが決まることはすでに述べた。多くの笑い発作が逆行性に扁桃体に伝播しないために、愉しい情動を伴わない笑い発作になることを思い出してほしい。これらの事実から導かれた私の結論は、笑いの自動運動が作られるしくみには視床背内側核と顔面神経核—顔面神経が最低限必要であるということになる。愉しい情動の有無には関係なく笑いの自動運動が作られるということを理解できると思う。私は笑いのミッシングリンクを発見したことの重要性を自負している。

一〇. 泣き発作

泣き発作は笑い発作よりもさらに珍しい発作である。視床下部過誤腫が、泣き発作を出すこともあると前述した。泣き発作も視床下部過誤腫の術後に消失することから、視床背内側核が泣き運動の中枢性パターン発生器でもあると推測される。ロシアから来た患児で、興味深いことが分かった。泣き発作になる場合は、悲しいという情動が基盤にあって泣きになるらしい。この児は、発作の直前の情動状態によって通常は笑い発作になり、母親に叱られたりした直後は泣き発作になった。情動基盤がよほど悲しい状況でなければ泣き発作にはならないようで、笑い発作になるほうが圧倒的に優勢であると考えている。愉しい情動のほうが悲しい情動をつねに凌駕しているということなのだろうか。視床背内側核は、笑いあるいは泣くという単純な律動的顔表情運動のパターン発生器であって、扁桃体から入力される情動の前駆状態が愉しいか悲しいかでどちらにもなる。通常は笑いになる場合の方が圧倒的に多いと考えられるが、実際には泣きの要素を持った笑い発作がかなり多いことも事実である。視床背内側核には情動のモダリティーや情動の強さを判断する能力はないように思われる。

一一・脳幹のネットワーク

視床背内側核が中枢性パターン発生器であると考察したが、それから顔面神経核まではその伝播経路が明らかではない。斎藤の論文〔注64〕では視床背内側核から中脳大脳脚の最内側部に連絡し、同側の顔面神経核に至る経路があるとしているが解剖学的な直接証拠がない。私の発作時ＳＰＥＣＴの研究〔注13〕でも同側の視床背内側核と両側橋被蓋部の高灌流が明らかにされているが途中の経路は描出されなかった。対側小脳半球が高灌流になることから同側顔面神経核に伝播する証拠と考えられた。笑い経路が皮質延髄路に合流すればその後交差して反対側優位になる可能性が高いが、同側性が保たれることから皮質延髄路とは独立して同側顔面神経核に連絡していると考察できる。おそらく中脳大脳脚の皮質延髄路より内側を下行する可能性が高い。皮質延髄路は皮質脊髄路（錐体路）より内側を通るが、その先は迷行神経となっていて個人差が大きく神経路を形成しないとされている。顔の下半分の対側優位な支配に関してもどこで交差して連絡しているのか明らかでない。視床背内側核から は中脳大脳脚の最内側を通って同側顔面神経核に伝播するという原則だけを確認しておきたい。

一二・小脳の役割

小脳は、小脳脚によって脳幹の諸核と密に連絡していると同時に、視床背内側核に対して連絡がある。小脳―視床背内側核―橋被蓋―小脳の回路が働く。またここでは小脳との連絡は常に対側との連絡であるとされている。てんかんの発作時SPECTを研究すると、大脳半球に発作焦点がある例では反対側の小脳の局所血流量が増加することが確認される。笑い発作でも過誤腫付着部と反対側小脳半球の局所血流量の増加が観察された。一方、笑う状況ではないという自覚があるにもかかわらず、脳幹や小脳の後天性の病気が原因で突然意味もなく笑ってしまう病的な笑いがある。情動的判定の問題ではなく、笑いを調節する神経回路の異常と考えられている。これは小脳のブレーキ的な調節の役割が障害されるために強迫笑いが起きると考えられ、笑いの神経ネットワークの中で小脳が抑制性（ブレーキ的）モジュレータとして機能していると理解できる。小脳起源のてんかん発作が笑い発作ではなく顔面けいれんになることはすでに述べた〔注69〕。このような小脳の興奮的状況でも笑い発作が生じないことから、小脳の機能が笑いの中枢性パターン発生器ではなく抑制性モジュレータであることが支持される。

一三．強迫笑い

脳のいろいろな病気が原因で、突然意味もなく笑ってしまうことを強迫笑い（forced laughter）あるいは病的笑い（pathological laughter）という。発作的に笑い出すため笑い発作との鑑別が必要である。笑い発作は病的笑いの一種であるため、視床下部過誤腫の笑い発作の機序を強迫笑いの発現機序と同じと間違った考察をしている論文も多いが、両者は全く異なるしくみであると考えられる。脳幹や小脳の脳梗塞の後など、後天性の病気が原因で、このような笑い症状が出ることがある。大脳の脳腫瘍や多発性硬化症などでも、強迫笑いの報告がある。以前は情動失禁（emotional incontinence）といわれていた。最近は、情動調節障害（pseudobulbar affect）という言葉が用いられる。愉しいという感情を伴わないことが特徴である。病的な泣きも同じようなものである。介護の世界ではよく知られた臨床症状の一つである。

有田は、強迫笑いは、笑う状況ではないという自覚がきちんとある（つまり前頭前野は的確な状況判断をしている）にもかかわらず笑いを抑えられないことから、情動的判定に問題があるのではなく笑いの出力を調節する神経経路に異常があるとしている。〔注98〕強迫笑いが、脳幹や小脳の病気で起こるということは、多くの論文で指摘されていて、笑いの神経ネットワークを考える上で、大きなヒントを与えてくれた。しかし、それらの論文が、強迫笑いを呈した症例が脳幹の病巣を持っていたという病巣研究からその病態生理を中脳水道周囲皮質―橋被蓋部―小脳の経路に視床下部や扁桃体を絡めた経路として考えていることに強引さを感じる。私のように笑いの瞬間を研究して見極めたわけではなく、ネットワークを研究したわけではないと思う。単なる病巣研究であることの問題を危惧している。また、小脳起源のてんかん発作は決して笑い発作にならないことや脳幹の顔面神経核の障害では、片側の顔のけいれんあるいは麻痺が起こるが、笑いにならないことを思い出して欲しい。

私は、強迫笑いを視床背内側核の中枢性パターン発生器の暴走と考えている。脳幹や小脳の疾患では小脳の抑制性モジュレータ機能が低下して、視床背内側核の暴走を抑制できなくなるために強迫笑いを生じると考え、脳幹―小脳脚―小脳―視床背内側核―脳幹（顔面神経核を含む）の回路が笑いの出力センターとして暴走していると考えると理解が進む。強迫笑いや強迫泣きの症状が止まりにくいのはこの回路のなかで延々と繰り返される現象である可能性を考えている。

また、何らかの大脳半球疾患が生じると神経連絡を介した遠隔領域の機能低下や血流・代謝障害が反対側小脳半球にも及ぶことが知られており、交差性小脳機能解離（crossed cerebellar diaschisis）といわれる現象がSPECTでもよく捉えられる。抑制性モジュレータである小脳の機能が低下すると、その制御を受けている視床背内側核が暴走して強迫笑いが生じると考えられる。出力センターのみの暴走では情動センターである扁桃体が関係しないため、愉しさやおかしさの感情を伴わないのは当然である。

図3．6をご覧いただきたい。大脳半球や脳幹の病変により交差性小脳機能解離が生じると、小脳の機能的低下によって抑制性モジュレータが機能しなくなり、笑いの中枢性パターン発生器である視床背内側核に対するブレーキ機能が障害されるために中枢性パターン発生器の暴走状態が生じるのが強迫笑いである可能性が高い。特に多発性脳梗塞などのために両側性大脳障害で仮性球麻痺をきたすような病態では発話障害や嚥下障害がよく生じるが、情動失禁や強迫笑いを生じやすくなることが臨床的にもよく知られている。

98　有田秀穂「笑いの神経回路」（http://medical.radionikkei.jp/igakushoten/公開終了）

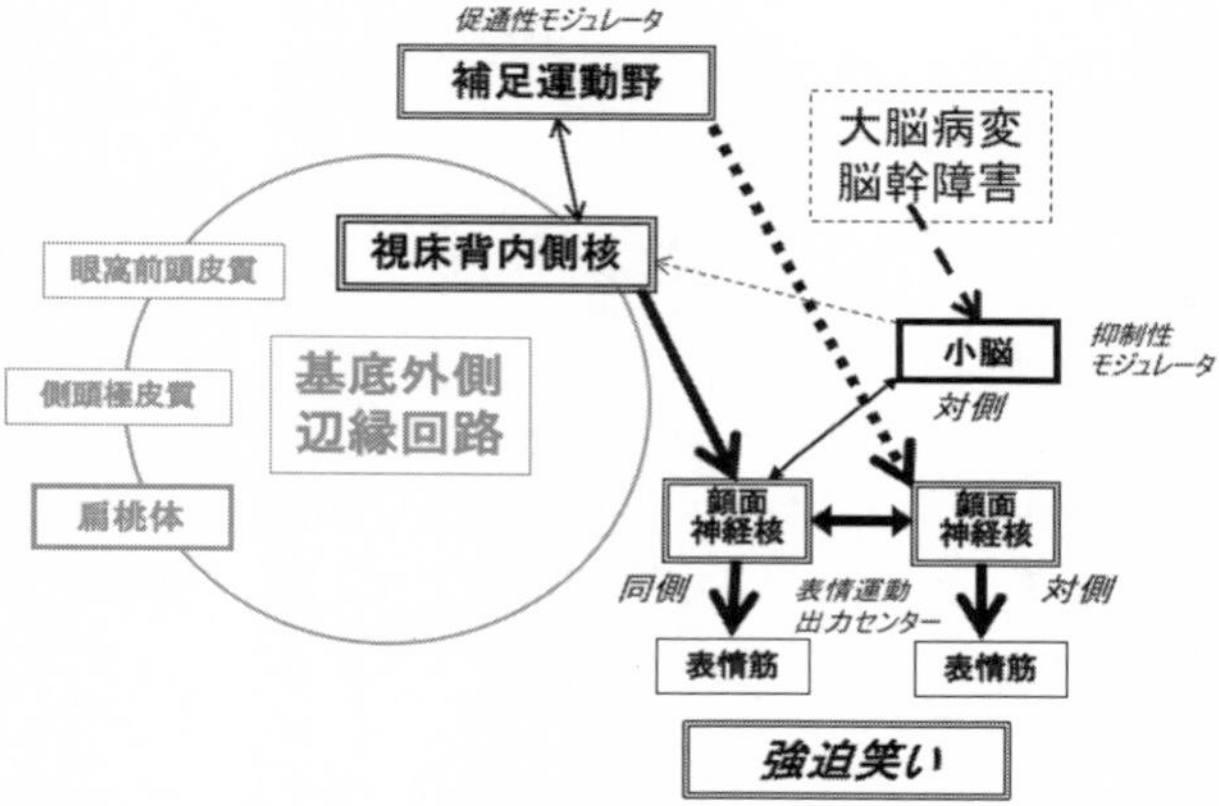

図3．6　強迫笑いの神経ネットワーク

小脳は、運動全般に対して大脳からの統制を受けて運動が的確に遂行できるようにコントロールしている。笑いの回路として視床背内側核―脳幹―小脳―視床背内側核の抑制性の回路が存在すると考えられ、小脳が抑制性モジュレータとして視床背内側核を制御している。大脳の各部位や脳幹の諸核との連絡は常に対側性で運動やてんかん発作の伝播においても同様である。大脳や脳幹疾患により交差性小脳機能解離が生じて小脳機能が障害されると、中枢性パターン発生器である視床背内側核に対する小脳の抑制機能が笑いをコントロールできなくなり、強迫笑いを生じる。両側性の障害であればなおさら強迫笑いが出やすい。

第三章のまとめ

1. 笑い発作の症候発現は生下時すでに完成している大脳辺縁系と顔面神経核によって形成される。
2. 視床下部過誤腫内でてんかん発作が起始した後、視床下部に直接伝播して、発作症候発現部位である視床背内側核、顔面神経核、反対側小脳半球に伝播してすべての笑い発作が発現する。視床下部過誤腫例では発作が扁桃体に伝播しない。
3. 笑いの自動運動は基底外側辺縁回路の中核をなす視床背内側核（中枢性パターン発生器）で作られる。笑い発作は脳のいろいろな部位から起始するが、すべて視床背内側核に伝播することにより笑いの自動リズム・パターンが作られる。
4. 扁桃体（情動センター）への伝播の有無で愉しさを伴う笑い発作か否かが決まる。
5. 笑い発作は基本的に同側の顔面神経核に伝播して、顔面神経核ー顔面神経ー表情筋で笑い表情が作られる。過誤腫と反対側の小脳が抑制的に制御し、同側の前部帯状回や補足運動野が促通的に制御することにより対側の非対称性笑い発作を生じる。
6. 前部帯状回は主に乳幼児期に、補足運動野はそれ以降に機能する個体発生がある。

第四章　顔表情の脳神経科学

笑いは顔の表情運動の一つであるから、表情に関する解剖、運動生理やそのコントロールのしくみについて考察しなければならないので、この章でとりあげた。

人間には、霊長類の中でも最高に進化した表情や発語機能がある。社会生活においてコミュニケーションの手段としての顔表情の重要性はここで述べるまでもない。表情は、筋緊張により維持される顔貌、随意的表情、情動的表情や笑い表情など多彩である。

笑いは、人間には最も大切な表情の自動運動である。辺縁回路で起動される笑い経路は、視床背内側核でリズム運動が形成された後は直接同側性に顔面神経核を起動して笑いを作る。皮質延髄路による随意的な表情運動とは独立した経路で顔面神経核を支配していることをすでに述べた。さらに、大脳皮質を起源とする表情の支配があり、随意的支配と表情筋の筋緊張を維持して情動的表情を作らせる支配がそれぞれ独立していると考えられる。大脳皮質由来の二重支配が協調して随意的表情や情動的表情運動全般を制御している。これまで顔表情の中枢支配に関して、教科書では随意性支配に関して主に論じられてきた。ここでは表情運動全般に関わる中枢支配についてもう一度詳しく見ていきたいと思う。笑い表情の理解も進むはずである。

顔の表情は、表情筋とそれを支配する顔面神経の働きによってコントロールされている。さらに、大脳の顔運動野から顔面神経核に至る経路があり、解剖学書には解明された事実のような記載がされているが、かなりミステリアスな経路であるらしい。実際には、顔の表情の脳支配は解剖学的に解明されていないことが多い。平山によれば、顔面神経核に対する上位中枢（核上性運動機構：顔面神経核より上位にある運動機構という意味）の支配は複雑で、顔運動野皮質から顔面神経核までの皮質延髄路（皮質核路ともいう）はかなり概念的で、具体的な全経路は示されていないという。[注99] この皮質延髄路から顔面神経核に至る神経線維（束）は、脳幹では迷行神経（束）(aberrant fibers, aberrant tract) と呼ばれて解剖学的に散在性に存在しており、非常に個体差が大きいために数や走行、その配置に一定したものを当てはめられないといい、発生学的に新しい系統であることに由来するとしている。おそらく橋下部や延髄レベルのどこかで交叉していると考えられるが、解剖学書でも明解な交叉位置を解説したものはない。平山によれば、橋迷行神経が同側性と対側性核上性線維を含んで顔面神経核の背側に連絡し、主に顔の上半分を支配する。延髄迷行神経が対側性核上性線維を含んで延髄内で交叉して顔面神経核の腹側群に連絡し、顔の下半分を支配すると述べている。このため表情筋は顔の下半分で対側性支配が強く、臨床的特徴と符合するというが、これはあくまでも随意性皮質延髄路の支配においいて言えることで笑いの場合は異なる。

顔の表情自体は個性豊かであるが、顔の形は親と似ているから、顔の骨格や表情も遺伝的要素が強いはずである。当然のことながら、声も親兄弟が似ているので、発声に関係した顔や喉の構造も遺伝的に似るはずである。一方、「表情は他の動物に比べヒトで著しく発達したものであり、発生学的に随意運動より更に新しい神経系統に属すると考えられる」と平山は述べており、表情への関与が大きい神経機構として補足運動野に注目して、個体発生的に新皮質系の機能と考えているようであるが、私は笑いを研究している立場から、平山の考えとは逆に、情動的表情や顔の個性は大脳辺縁系という古い神経系統に属すると考えている。

笑いは、先天的に決まった固有の運動パターンがあり、随意的なコントロールはまったく不必要である。これが笑いの本質を表していると思う。遺伝的に決まっている個人個人の比較的単純な運動パターンを示し、結果的にいつも特徴のあるステレオタイプな笑いかたになる。

99　平山惠造：神経症候学改訂二版、文光堂、東京、二〇〇六年．

一・表情筋

笑いの最終的な出力機構である顔面神経と表情筋の支配についてまず先に整理してみたい。顔の表面を覆う筋肉は顔面筋というが、ここでは笑い表情を作る意味で表情筋と呼びたい。表情筋は、顔の骨と皮膚あるいは皮下同士をつないでいる筋肉で、相互に作用しあって複雑な表情を作ることができる。四肢の筋肉は骨同士をつないで骨格筋と呼ばれ、あまり複雑な運動をしないで随意的に力の調節が可能であり、鍛えればボディービルダーのように肥大した筋肉を作ることも可能である。一方、口周囲の表情筋の数は多いが、言葉の発音や笑いの表現には微妙で複雑な口の動きが必要なため、最大の筋収縮はむしろ不要で、骨格筋の制御に不可欠な筋紡錘がなく、表情筋自体は筋からの感覚入力がない状態で支配されている。表情筋は緊張状態が全体的に維持されており、個人個人の生まれつきの特有の表情（顔貌）が作られている。表情筋は不随意筋と随意筋の両者の性格をもつ特殊な筋肉であり、表情を変化させる顔の運動には、随意運動（意識的に行う運動）と不随意運動（無意識・自然に出る運動）の2つがある。顔の無意識の運動は不随意といっても、情動運動であって、心臓や内臓の筋肉は意識的に動かせない筋肉で不随意筋という。表情の随意運動と情動運動という名前が当を得ている。両者の障害には乖離がみられることが知られており、神経路である皮質延髄路も随意性と情動性に分かれている可能性が高いことを覚えておいてほしい。随意運動は「イー」と言って歯を見せてもらうと、左右対称の口の表情変化が出る。顔のどちらかに麻痺があれば、左右非対称になり顔がゆがむことで気づく。一方、自然な顔貌や笑いも情動的な表情運動で普通は左右対称である。顔貌は常に筋緊張が保たれて個性を表出している。眼輪筋や口輪筋は輪ゴムのように目や口をすぼめるように働く特殊な筋肉である。眼輪筋は反射的にも収縮してまばたき反射がよく知られている。表情筋自体は、顔面神経核から末梢に伸びた顔面神経の分枝によって支配され、さらに顔面神経核は上位中枢からの支配を受けている、大脳皮質の顔運動野の広さに比べて、顔面神経自体は比較的細い脳神経である。顔には左右対をなす30個以上の表情筋があり、個々の表情筋がどのように運動するかを大脳皮質がすべて制御しているとは考えにくい。情動的な刺激を受けて、顔の表情筋に笑いの指令が伝えられると、表情筋はそれぞれの緊張状態に応じて収縮するために、収縮の程度の違いによって個性豊かな表情の自動運動を作りだすことができる。末梢顔面神経が個々の表情筋を別々に支配しているのではなく、筋肉を群としてコントロールしていると考えられる。

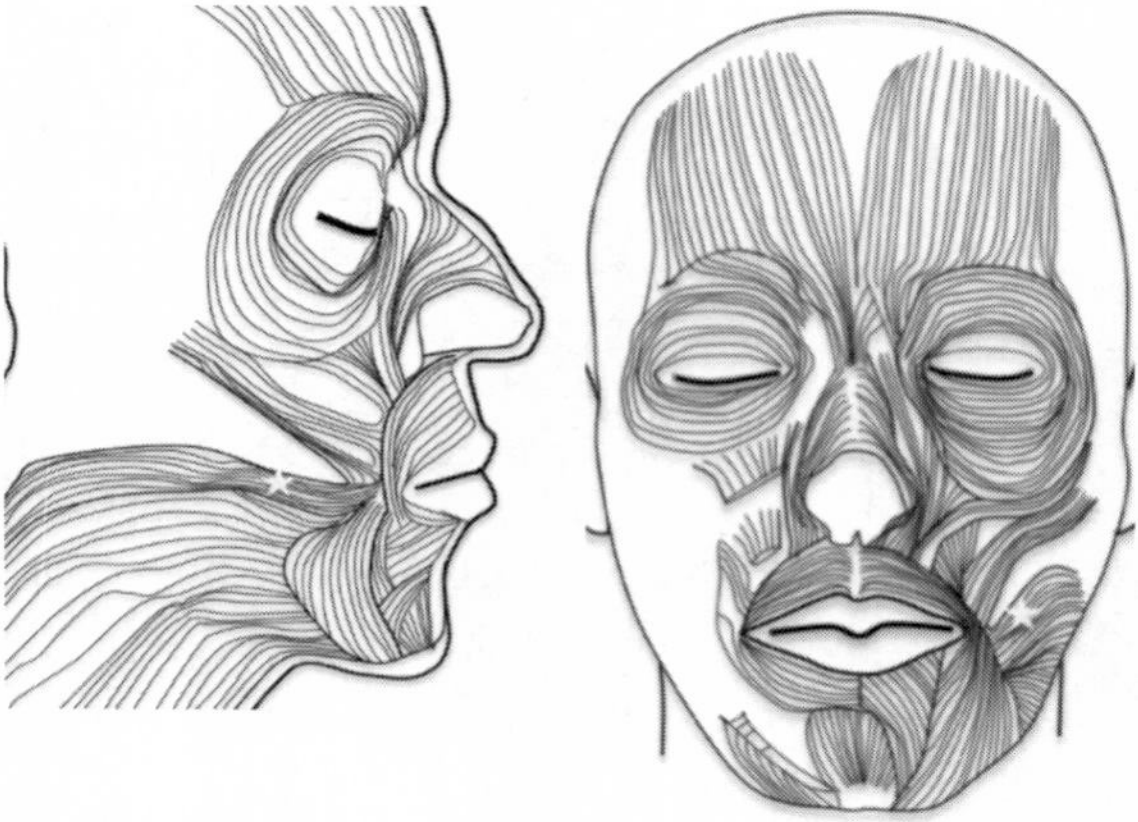

図4．1　表情筋（プロメテウス解剖学アトラス〔注100〕を参考に作成した）

口周囲には、左右対称の多くの小さい筋肉群があり、複雑な表情を作るために協調して働く。正面（上）からと側面（下）からみると眼輪筋と口輪筋がリング状の特徴的な筋肉であること、口周囲の筋群の端が骨につながっていないことが特徴である。星印をつけた小さな筋肉を笑筋といい、えくぼを作るのはこの筋であるという。

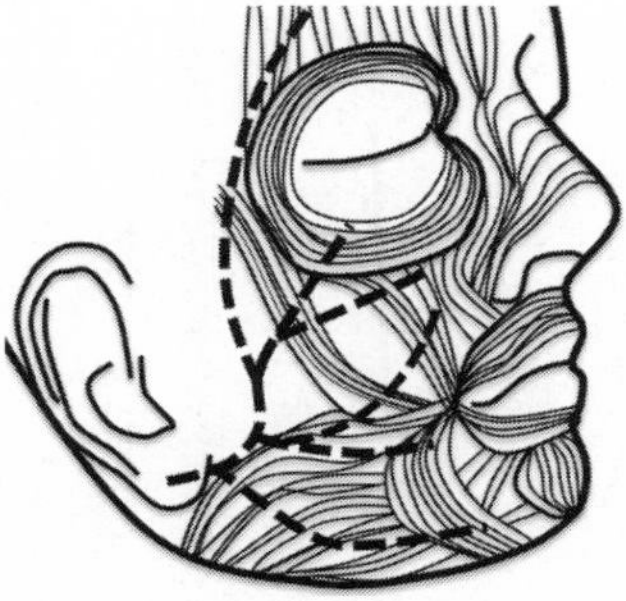

図４．２　顔面神経分枝と表情筋の関係

運動神経の成分である顔面神経は、茎乳突孔から皮下に出てきて図のような走行をする。太い波線が顔面神経の分枝の走行を表すが個体差が大きい。上枝（側頭枝・頬骨枝）と下枝（頬筋枝・下顎縁枝など）に分かれて表情筋を支配する。側頭枝は、外眼角のすぐ後ろの皮下を走行して額の前頭筋を支配する。走行の個人差が最も少ない分枝で、皮下の浅いところを走行するため顔面神経モニタリングの電気刺激に最も適した分枝である。顔面神経の最も末梢では細分化されている表情筋の多さに比例して細かく枝分かれしていると考えられる。顔面神経は表情筋を支配する以外にも味覚の感覚神経の成分と涙・唾液の分泌機能を持つ副交感神経の成分も併せ持つ混合神経である。鼓膜の緊張を調節するあぶみ骨筋にも分布する。

100　坂井建雄、河田光博監訳.「プロメテウス解剖学アトラス、頭部／神経解剖」、医学書院.二〇〇九年.

二．顔面麻痺と顔面けいれん

情動的表情の代表は笑い表情であるが、笑い表情とは異なる表情の異常についてまず理解したい。最もよく観察される病的な表情変化は片側性の顔面麻痺や顔面けいれんである。臨床的に顔面麻痺という症状が現れるのは、顔面神経自体の末梢性障害や顔面神経核よりも上位の大脳皮質の顔運動野から皮質延髄路を介して顔面神経核に至る経路のどこかに病気が生じていることを疑わせる。図４．３上・中のように２つのタイプの顔面麻痺によって中枢性か末梢性かを鑑別して障害部位を推定することができる。中枢性顔面麻痺は目立たないことも多い。末梢性顔面麻痺を見逃すことは少なく、顔面神経そのものに異常がある。ウイルス性の顔面神経麻痺が多く、片側麻痺の突然の出現に驚愕する。一方、顔面けいれんは興奮性あるいは刺激性の病態が顔面神経核までの経路や末梢の顔面神経自体に生じる場合に起こる。顔運動野にてんかん発作が生じる場合、脳幹や小脳に過誤腫や脳腫瘍ができて顔面神経核にてんかん発作を生じさせる稀な場合、小脳橋角部で顔面神経が血管により圧迫されてその刺激で生じる片側顔面けいれん（図４．３下）などがある。

図４．３　右側の中枢性顔面麻痺（上）・末梢性顔面麻痺（中）・片側顔面けいれん（下）

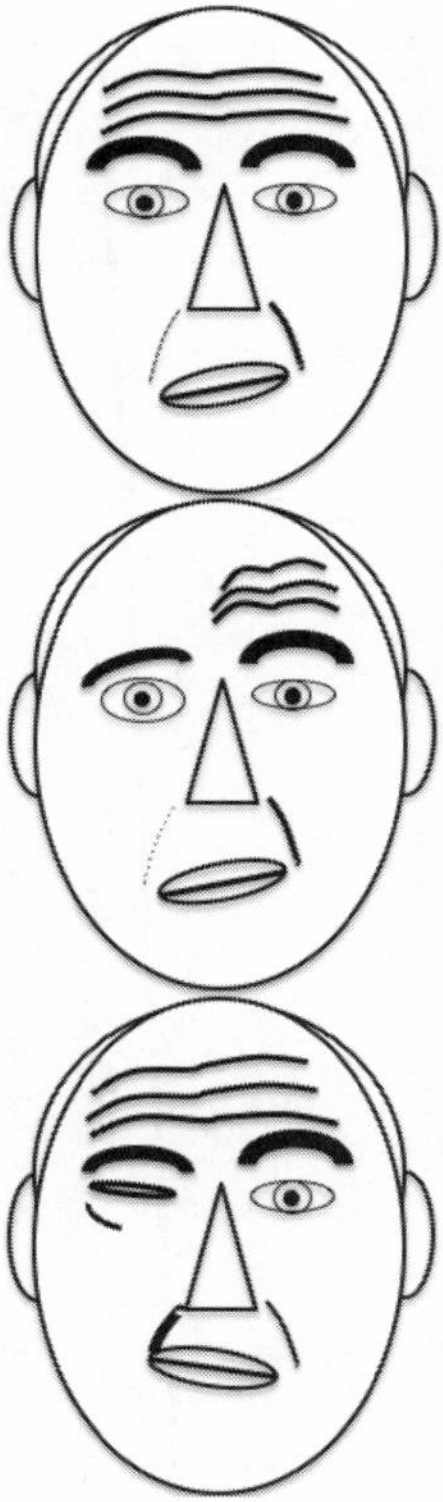

中枢性顔面麻痺（大脳皮質や皮質延髄路の障害）は右側顔下半分の麻痺で右口角が少し下がって顔の下半分の緊張低下を示すが、よく観察しないとわからないことも多い。末梢性顔面麻痺（顔面神経自身の障害によるもの）は右側全体の麻痺を示し、眼瞼も閉じられなくなり、結膜炎を生じて赤目になるため兎眼という。両者は、額のしわの有無で鑑別できる。片側顔面けいれんは通常眼瞼から始まるが徐々に片側顔全体にけいれんが広がり、麻痺とは逆に口角が上がって注意深く観察すれば首の前半分もけいれんしていることがある。重症ではけいれんしたまま開眼できなくなることがある。手術をすれば治癒させることができる。

中枢性顔面麻痺は、種々の大脳半球障害で生じる。大脳皮質から顔面神経核までの中枢性（核上性）経路のどこかに障害があることを意味する。古くから随意性麻痺と情動性麻痺との乖離が知られていた。この乖離は顔運動野から起始する運動経路とおそらく補足運動野から起始する運動経路が別々に存在することによって生じる現象で項を改めて解説する。平山は、内包の前方部と後方部や大脳脚の内方部と外方部は共に何らかの形で顔面の運動に関与しており、運動機能の随意性あるいは情動性の機能分担が前方部と後方部で異なる可能性を示唆している。また前方部は細径有髄線維から成り、血管病変による反対側顔面麻痺は不全麻痺で回復するが、後方部は太径有髄線維から成り、血管病変による反対側顔面麻痺を含む半身麻痺は完全麻痺で回復しにくいとしている。〔注99〕私はこの皮質延髄路の随意性と情動性の局在の相違について新知見を得ているので後で詳しく考察する。

大脳皮質由来の焦点性てんかん発作も中枢性顔面麻痺と同じように発作症候が異なり、発作焦点の局在の相違を推定することができる。顔運動野からの発作は片側顔の間代けいれんであるが、補足運動野から起始するてんかん発作は非対称性の強直発作を示して発語ができなくなることから、両者の区別は容易である。神経起始と伝播経路が異なることが顔面麻痺にしても顔面のてんかん発作型にも乖離を生じる原因であると理解できる。

三　随意的表情の中枢支配

顔の随意的な表情運動は、一次運動野からの随意性皮質延髄路によって顔面神経核に命令が伝えられて実行される顔の運動である。大脳半球一次運動野の顔運動野から皮質延髄路（皮質核路ともいう）が下行し、内包を通って中脳腹側にある大脳脚を通過して橋から延髄上部で交叉して橋下部被蓋の顔面神経核に至るというのがこれまでの教科書的な記載であった。意識的に顔を動かそうとすると、大脳皮質の顔運動野からこの皮質延髄路を介して顔面神経核を働かせ、顔面神経を介して約16ミリ秒という早さで顔の全体や局所を動かせる。しかし、私の研究では、随意性皮質延髄路は錐体路（皮質脊髄路）の一部のような存在で、大脳一次運動野の顔運動野から出て、内包後脚を前方から顔・上肢／手・下肢／足の順に配列している部分を通って、顔の上半分は両側性に連絡しており、顔運動野や皮質延髄路が片側だけ障害されても、額に麻痺が出ることはない。最終的には顔面神経核から第7脳神経として顔面神経が出て顔の表情筋に分布して表情運動として機能する。大脳半球の一次運動野にある顔運動野から顔面神経までを辿って詳しくみてみよう。

三．一．一次顔運動野

一次運動野は大脳半球中心溝の直前の前頭葉の最後端にある脳回である。その後の脳回は一次感覚野（頭頂葉）である。ペンフィールドというてんかん外科の先駆者が、てんかんの手術時に大脳皮質を電気刺激してその反応を確認し、運動野のどこに顔・手・足などを動かす機能が分布しているかを示した図が、「ホムンクルス」と呼ばれたことでよく知られている。昔は、局所麻酔でてんかんの手術が行われたので、脳皮質を直接電気刺激していろいろな反応を眼で確認して調べることができた。ホムンクルスは、ラテン語で小人を意味しており、「脳の小人」ともいわれている。図4．4のような図は、教科書や科学書などに必ず掲載されているので多くの人が観ているのではないかと思う。国内でも、文化功労者でてんかん外科先達の中田瑞穂先生がてんかん患者の脳皮質を電気刺激して運動野の同定を行って皮質切除をしていたことが『脳手術』〔注101〕という古い著書に記載されており、世界中で同じような電気刺激を用いた手技が古くから行われていたことを知ることができる。

顔の一次運動野（顔運動野）は手や指の運動と同じように、非常に複雑な動きをコントロールする必要があるため、顔全体を細かく動かすために想像以上に広い範囲の皮質が顔

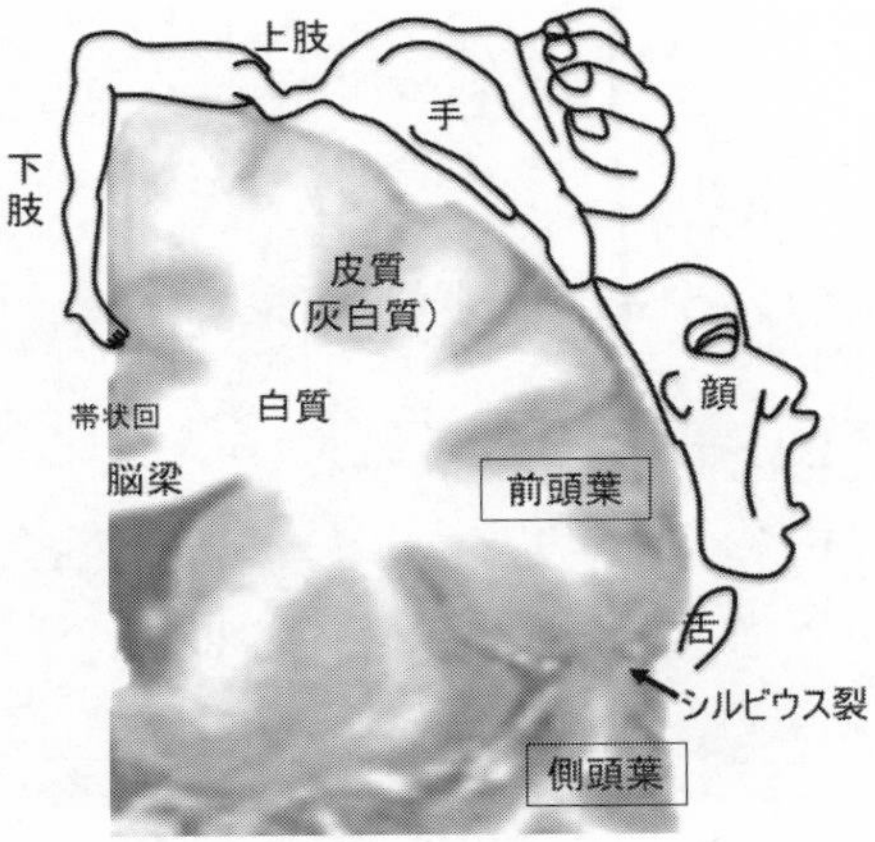

図4．4　大脳の一次運動野のホムンクルス

左前頭葉冠状断面図で、顔と手の部分がいかに大きいかよくわかると思う。表情に関係する顔の下半分の方が上半分の支配領域よりも広そうに見える。

MRIの冠状断で大脳皮質（灰白質）と白質が明瞭に区別できる。脳梁は、左右大脳半球を連絡する神経線維のかたまり（白質）であり、内包は大脳皮質から脊髄や脳幹核まで神経線維が束を形成して下降する皮質脊髄路や皮質延髄路の一部である。シルビウス裂は大脳で最も深い溝で前頭葉と側頭葉を分けている。

101　中田瑞穂　脳手術．南山堂書店、一九四七年．

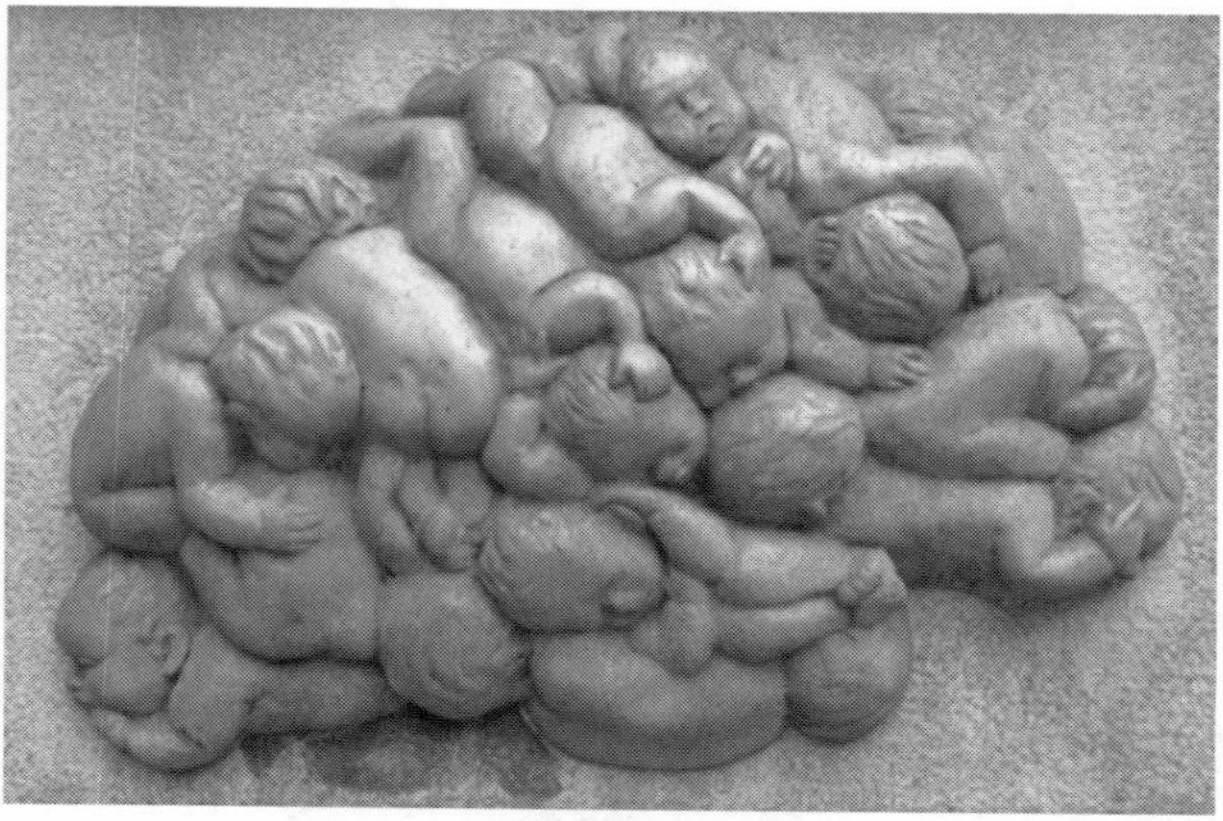

図4.5　モントリオール神経学研究所の外壁の右大脳半球を模したレリーフ（著者撮影）

ペンフィールドが所長をしていた研究所の外壁にある。向かって右が前頭葉側で、左が後頭葉側を示している。前頭葉の小人は頭を抱えて考えごとをしているように見える。運動野とそのすぐ後ろの知覚野の小人は倒立している。運動野のすぐ前に顔をこちらに向けているのは、眼球運動の中枢を示しているのかも知れない。側頭葉の聴覚野の小人は耳に手をかざして聞き耳を立てている。後頭葉の視覚野の小人は大きく目を開けている。ホムンクルスがそれぞれの仕草で機能を表現しているのが愉しい。それぞれの小人が脳回を示し、その間があたかも脳溝を示していて、脳の外表面を表しているように見えるアイデアはすばらしいと思っている。

の随意的運動に関与する。顔と手の運動野は、手術時に皮質を電気刺激することで明瞭に区別することができる。現代は全身麻酔下で運動誘発電位をモニターして、ホムンクルスの局在を地図化（マッピング）している（図４．６）。実際の手術時によく観察すると、手と顔の運動野の境には脳溝のようなものが観察されることが多い。手の運動野に比べて、顔運動野のどの部分が顔のどの部分に対応するのかという詳細な局在性は研究されていないように思う。

顔運動野にてんかん焦点があると反対側の顔の間代性けいれんになるが笑い発作は起こらない。顔運動野が活動することで、大脳半球と反対側の顔を随意的に動かすことができ、この顔運動野から出た皮質延髄路という神経路が、内包や大脳脚内側部を通って橋というところにある顔面神経核に連絡していると教科書には書かれている。しかし、顔の表情運動には随意的運動に加えて情動的な表情運動があり、まだ不明な点が多い。後ほどこの点も再考察したいと思っている。余談であるが、ペンフィールドのホムンクルスの頸の局在が運動と感覚では大きく異なっている。私自身の術中の運動誘発電位マッピングの結果でも、個人差なのか頸の反応の局在が一定しないことを経験している。

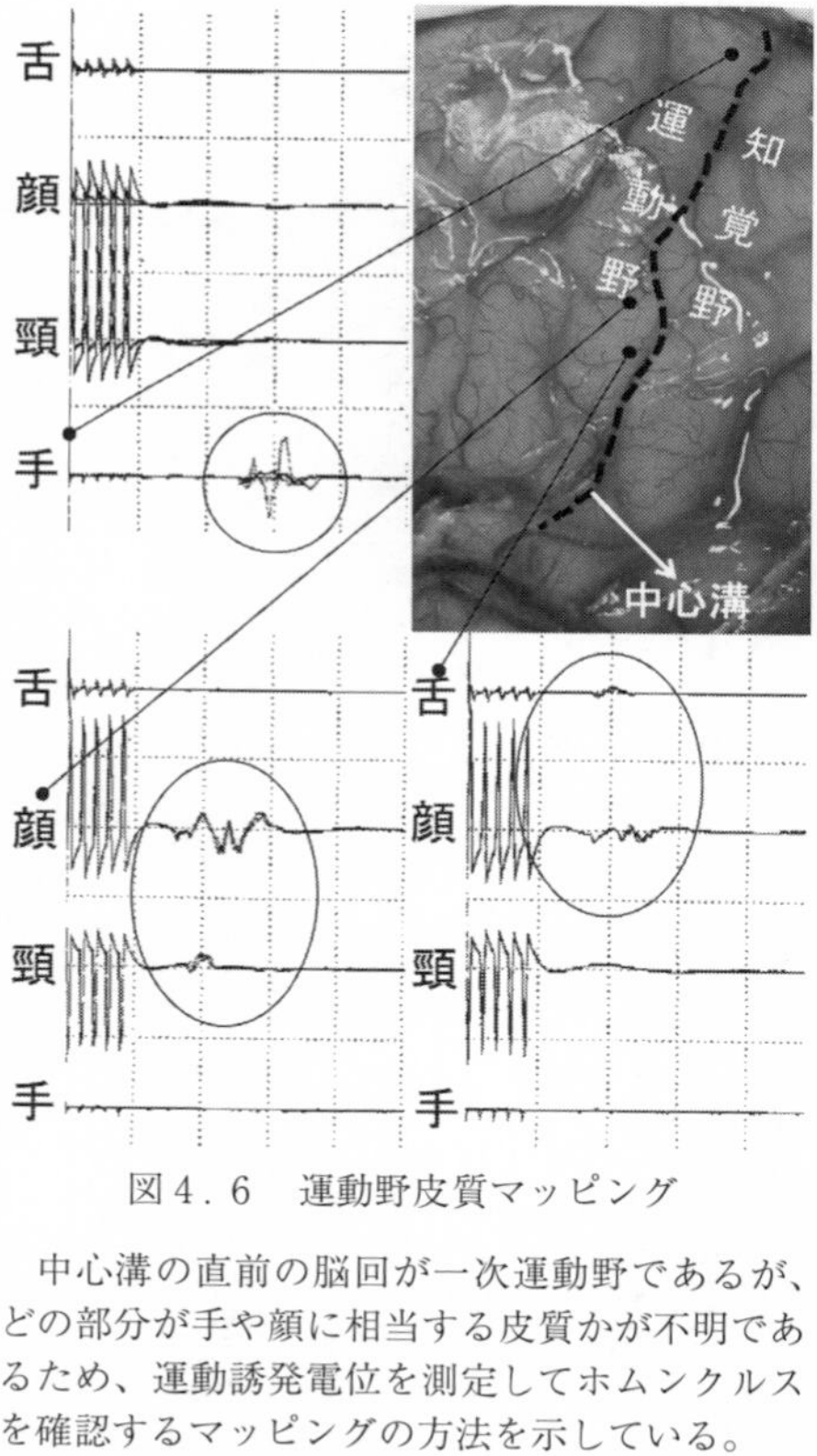

図４．６　運動野皮質マッピング

中心溝の直前の脳回が一次運動野であるが、どの部分が手や顔に相当する皮質かが不明であるため、運動誘発電位を測定してホムンクルスを確認するマッピングの方法を示している。

５連発の電気刺激を加えて得られる誘発筋電図波形を示している。筋電図波形の記録部位からホムンクルスが確認できる。運動野から顔や手までの距離を反映して顔は16ミリ秒後、手は25ミリ秒後に対応する筋電図が記録されている（一目盛りが10ミリ秒を表す）。

三．二．顔の随意運動と情動運動の乖離

顔運動野をてんかんの外科治療のために意図的に切除しても、顔面麻痺は生じないか一過性である。〔注102〕この論文では片側であれば優位側であっても顔運動野は切除可能であると

結論している。術直後に顔面麻痺があるように見えても、笑ったりすると左右対称で顔面麻痺は認めないか、比較的早い時期に顔面麻痺が消失してしまう。てんかんの手術を始めたばかりの頃はこの現象を不思議に思っていた。これは顔の随意運動と情動運動に乖離があることを物語っていて顔の表情が二重支配を受けていることを示唆する。手の運動野を切除した場合は、反対側の手は完全麻痺となってほとんど回復はしない。この違いの理由は、手の運動には情動性の支配はないが、顔運動には随意性と情動性表情運動が完全に別々に行われていて、随意性顔面麻痺を情動性支配が代償している可能性を考慮する必要がある。

三．三．補足運動野と前部帯状回

補足運動野は、大脳皮質でもう一つ重要な運動野である。ブロードマンの6野に相当す

102　Lehman R, Andermann F, Olivier A, Tandon PN, Quesney LF, Rasmussen TB. Seizures with onset in the sensorimotor face area: clinical patterns and results of surgical treatment in 20 patients. Epilepsia. 1994;35:1117-24.

る。一次運動野の前方の前頭葉内側面に位置して前部帯状回にも隣接している。普通に話をする場合や随意的に顔を動かす時に、最初のきっかけを作る働きをするといわれている。運動を始めるための準備を常に行っているが、そのためには筋肉の緊張をある程度一定に保っておく必要があり、顔の筋緊張を調節していると思われる。随意運動をしていないからといっても顔が弛緩していることはない。顔の表情筋の緊張が常に保たれていることにより固有の顔貌が作られている。補足運動野の障害や外科的な切除の後では顔の随意運動は保たれているのに、自然な笑いをすると反対側の顔が動かないので麻痺があるように見える。これを情動性顔面麻痺という。また、補足運動野の前部の電気刺激で笑いが誘発されたことが報告されている。〔注93〕情動性の表情運動は随意的な運動と異なり、情動の閾値によって笑い運動が起動されるため、笑いのきっかけを発動するだけで成り立つと考えると補足運動野の刺激が視床背内側核に伝播するだけで笑いを誘発することになる。この報告では、愉快さもあったようであるが、電気刺激はどこに伝わるかで反応が違うため、その評価には注意が必要である。一方、補足運動野と前部帯状回は強い機能的関連があり、どちらの切除でも補足運動野症状を呈するが、前部帯状回の切除による症状が強いという。〔注103〕前部帯状回は、本来辺縁系に属しているが新皮質系との連絡も密であり、機能的に両者の機能を併せ持っている可能性が高く、補足運動野の機能が完成するまでの新生児期から乳児期に同じ機能を補完する役割を担っていると考えられる。補足運動野の障害は発語困難、運動の遅延、他人の手徴候、両手の協調的動作の障害など特徴的な症状を呈するとされている。片側の切除であれば術後の強い麻痺でも完全に回復するとされている。また、顔の自動運動に補足運動野が関係していると考察されていた。〔注104〕随意的な場合でも情動的な場合でも、運動を遂行するためには補足運動野や前部帯状回が筋緊張を調節して準備状態を作っている。手術後の補足運動野症状が反対側に強いという経験から対側優位の支配の可能性が高い。

三．四．皮質延髄路（皮質核路）

皮質延髄路は文字どおり皮質と延髄を連絡する下行性神経路である。皮質核路ともい

103 Kim YH, Kim CH, Kim JS, Lee SK, Han JH, Kim CY, Chung CK. Risk factor analysis of the development of new neurological deficits following supplementary motor area resection. J Neurosurg. 2013;119:7-14.

104 Laplane D, Talairach J, Meininger V, Bancaud J, Orgogozo JM. Clinical consequences of corticectomies involving the supplementary motor area in man. J Neurol Sci. 1977;34:301-14.

い、皮質と脳幹の脳神経核を連絡する経路であることを明示しているが、実際には皮質と顔面神経核を連絡する神経路のことを主に示しているといってよい。教科書では、図4.7のように、皮質延髄路は大脳半球一次運動野の顔運動野から始まり、内包、中脳大脳脚を通って、橋下部にある顔面神経核に連絡し、さらに延髄に至る神経路とされている。顔の上半分（額の部分）は両側性の支配を受け、下半分は反対側支配を受けている。しかし、どこで交叉しているのか、解剖学書には明解な記載がない。平山[注99]によれば、脳幹では皮質延髄路は迷行神経（aberrant fiber）となってバリエーションの多い走行のため、教科書的な記載ができないという。迷行神経は、神経経路としてのまとまりのないことを表す言葉であり、皮質延髄路は概念的な神経路を意味する。さらに平山は、太径有髄線維は運動野皮質の巨大錐体細胞から出て内包後脚後方部に集中して下降するが、顔運動野には巨大錐体細胞は少ないと述べ、顔運動野を切除しても錐体路を通る太径有髄線維が機能を失うだけで、皮質延髄路を通っている細径有髄線維は温存される可能性を述べている。これから推論されるのは、随意的顔運動に関与する神経は、一次運動野から発して錐体路（皮質脊髄路ともいう。四肢の運動を支配する神経路が脊髄まで下降する経路のこと）の前方を通って顔面神経核に至る経路であり、情動性の顔運動に関与するのは、一次運動野からではなく補足運動野などから発して皮質延髄路を通って顔面神経核に至る細径有髄線維からなる群である可能性である。これが随意的顔運動と情動的顔運動の乖離が生ずる最大の理由と考えられる。

教科書には、皮質延髄路が内包膝部を下行するというものと内包後脚を下行するという記載のものがあり見解が定まっていないが前者の記載が多く、皮質延髄路の局在が確定していないことになる。内包後脚の機能局在に関連した最近の研究では、皮質延髄路は内包膝部ではなく内包後脚を通っており、〔注105〕顔・手・足の順に前から後に並んでいると報告された。〔注106〕

私は、非対称性笑い発作や術後の情動性顔面麻痺などの情動性の顔表情の異常を解析した結果から情動性皮質延髄路と随意性皮質延髄路が異なる下行路を通っている可能性を考

105　Yim SH, Kim JH, Han ZA, Jeon S, Cho JH, Kim GS, Choi SA, Lee JH. Distribution of the corticobulbar tract in the internal capsule. J Neurol Sci. 2013;334:63-8.

106　Duerden EG, Finnis KW, Peters TM, Sadikot AF. Three-dimensional somatotopic organization and probabilistic mapping of motor responses from the human internal capsule. J Neurosurg. 2011;114:1706-14.

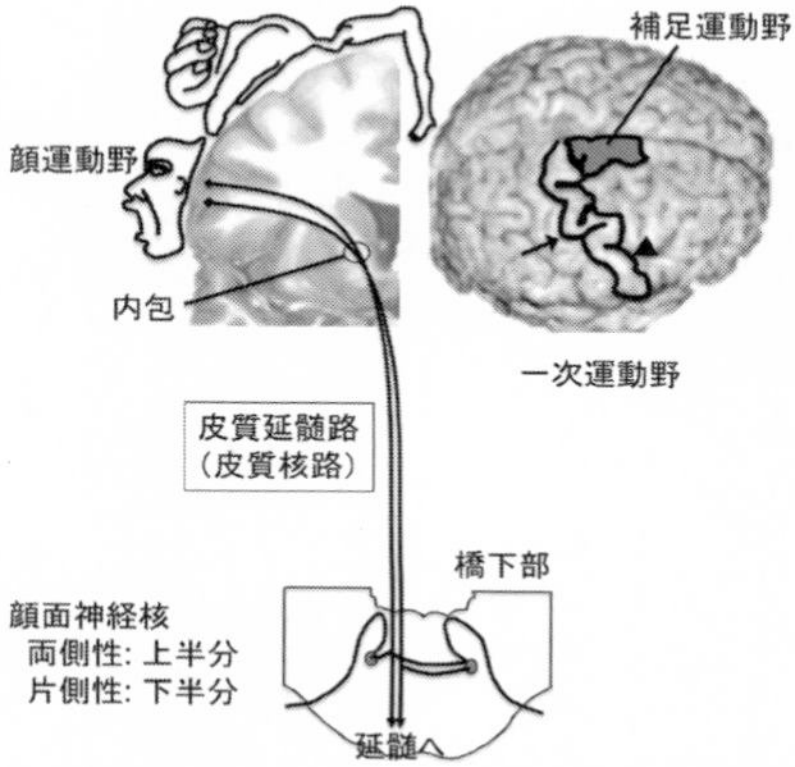

図４．７　顔運動野・補足運動野と皮質延髄路

一次運動野に含まれる顔運動野と顔面神経核を連絡する教科書的な皮質延髄路を示した。右図は右半球上方からみた脳の立体像。一次運動野の逆Ω（倒立させたギリシャ文字のオメガ、矢印⊂）は手の運動野を示し、その側頭葉側に顔の運動野（▲）がある。また、一次運動野の前方内側に補足運動野が示されているが、補足運動野からの神経路は示していない。左図は右運動野の冠状断を前方から見た像。皮質延髄路が顔上半分は両側支配で顔面の下半分は反対側支配であることを図示している。

えるようになり、神経解剖学の教科書をいろいろ当たってみると、皮質延髄路の記述が内包膝部あるいは内包後脚を下行すると異なったものになっているのは、２つの皮質延髄路の存在とその局在を混同しているからではないかと考えた。視床下部過誤腫の定位温熱凝固術後に情動性顔面麻痺が高率に生じることに着目して、随意性とは異なる情動性の顔面支配のための情動性皮質延髄路が別にあり、その局在を解明することはもう一つの研究対象として魅力的に思えた。視床下部過誤腫の定位温熱凝固術後の情動性顔面麻痺は85％と異常に高く、そこにはこの症候の病態生理を解明できるヒントが隠されている可能性が高いと考えて解析を進めた。なぜなら、情動性顔面麻痺の症例報告はあるが、症例数が限定されるためその病態生理に関して十分に考察されておらず明解な解答が得られていなかった。従来教科書で示されてきた皮質延髄路について図4．7で解説したが、これは随意性皮質延髄路に関する経路である。随意性皮質延髄路と情動性皮質延髄路の局在に乖離がみられる可能性が明らかになったため、情動性皮質延髄路の局在に関する私の研究については後ほど改めて考察して詳しく論じる。

三．五．脳幹と顔面神経核

脳幹は中脳、橋、延髄で構成され、皮質延髄路が橋被蓋の顔面神経核に至る。前述のように、顔運動野からの随意性皮質延髄路とは独立して補足運動野や前部帯状回から細径有髄線維が内包膝部を下降して情動性の自動運動機能を独自に担っていると考えると辻褄が合う。しかし、解剖学的には個人差が大きく、迷行線維が分散して明瞭な神経線維束は明らかになっていない。表情筋を直接動かしているのが顔面神経である。顔面神経核─顔面神経─表情筋が、表情を作り出す最終出力部分ということになる。顔面神経核から出た顔面神経は、12対の脳神経の前から7番目の脳神経として小脳橋角部に出て、8番目の聴神経と一緒に内耳道から頭蓋外に出ていく。橋よりも脊髄側に延髄があり、ここに舌咽神経(のどを動かす)、迷走神経(声帯、呼吸や心臓を支配)などの下位脳神経核の運動性神経が出る疑核があって、呼吸や発声(笑い声)の最終的出力機構を構成し、笑い表情や笑い声そのものを直接コントロールしている直接的な出力センターということになる。顔面神経核は、支配する表情筋の局在に応じて5個の神経核群に分かれており、それぞれが密接にシナプスで連絡している。また、左右の顔面神経核は脳幹網様体と連絡があり、両側が多シナプス性に同期して対称的な顔の運動を可能としている。そのために、片目の刺激でも瞬目反射が両眼にほぼ同期して生じる。[注107] 脳幹の内背側から外転神経核を巻き込むようにして第四脳室底で顔面神経丘を形成した後に外腹側へ反転して小脳橋角部で脳幹から出て内耳口に向かう。顔面神経核から脳幹を出るまでの顔面神経の長さは平均23ミリメートルとされている。[注108] 顔面神経は脳幹から出て1ミリ足らずのところで、その髄鞘(神経の鞘)が中枢性ミエリンから末梢性ミエリンに替わる。その境目にはミエリンのないギャップがあり、オーベルスタイナー・レッドリッヒ・ゾーンと呼ばれる。先天的な脱髄というわけであるが、そこに細い血管（通常は動脈）がはまり込むと顔面神経を圧迫して片側顔面けいれんという病気を発症する。中年以降の女性にやや多い病気とされ、日常生活で観察されることがあるが、薬物治療は有効ではなく、微小血管減圧術という手術でこの細い血管を移動して顔面神経への圧迫を解除してやると完治させることができる。

三．六．大脳基底核

皮質延髄路とは別に、大脳基底核は、全身の細かい運動がスムーズに行えるように運動調節を行っている。私が解析した笑い発作の発作時ＳＰＥＣＴでも、被殻の局所血流量が少し増加していた。大脳基底核にも笑い発作の伝播があるという証拠であろう。パーキンソン病ではこの大脳基底核の障害によって、運動がゆっくりになり四肢を動かしづらくな

107 Berardelli A, Cruccu G, Kimura J, Ongerboer de Visser BW, Valls-Solé J. The orbicularis oculi reflexes. The International Federation of Clinical Neurophysiology. Electroencephalogr Clin Neurophysiol Suppl. 1999;52:249-5.

108 Vernon E. The intrapontine part of the motor root of the facial nerve. J Anat. 1931;66:66–75.

る固縮という症状が出現するが、歩行障害や姿勢の制御などの運動機能にも関与している。

視床も大脳基底核の一部として主として外側核群が、あらゆる運動や感覚の統合のための制御を担っていると考えられている。手のふるえなどの振戦にも関係する。全身の筋肉の筋紡錘から筋収縮の情報が視床腹中間核を経由して中心溝の最深部に位置する3a野に伝えられて一次運動野（4野）を介して筋肉の収縮具合を微細に制御するようなしくみが存在する。視床腹中間核の破壊や電気刺激によりパーキンソン病の振戦や本態性振戦を完治させることができる。視床にはいろいろな中枢性リズム形成に関わる機能があり、笑いの中枢性パターン（リズム）発生器という存在として視床背内側核の重要性を第三章で示した。

四．情動的支配と表情筋の筋緊張調節

随意性表情の中枢支配のしくみについてみてきたが、随意的な表情運動と情動的な表情

運動に乖離が生じることから、情動的な顔の表情は随意的な神経経路と異なる支配によって行われていると考えられることを前述した。図4.8に示すように、顔運動野から出る随意性皮質延髄路と前部帯状回や補足運動野から起始する情動性皮質延髄路の独立した2系統が協調して対側顔面神経核を支配していると考えられる。情動的表情の支配は、大脳辺縁系の前部帯状回が生下時から働くしくみで随意性表情支配より個体発生的には古い神経機構である。成長とともに補足運動野が主体となる支配で、笑い以外の情動的表情表出が含まれ、顔の筋緊張維持による個性の表出である。図4.9で示すように、前部帯状回や補足運動野から出る情動性皮質延髄路が対側性に促通的に顔面神経核を制御している。対側支配であっても情動的表情は通常左右非対称にならない。脳幹網様体を介して左右同期性が保持される。扁桃体や視床背内側核を含む基底外側辺縁回路で作られる笑い経路とも独立した神経機構である。

顔の表情を左右するのが表情筋の緊張状態であり、筋緊張の変化が表情の変化として現れる。これを制御しているのも補足運動野や前部帯状回から起始する情動性皮質延髄路で対側優位の支配を行なっている。表情筋の筋緊張は生下時から機能して一定の緊張状態を保って新生児でも個性的な顔貌を維持している。さらに情動的な変化に対応して表情を変

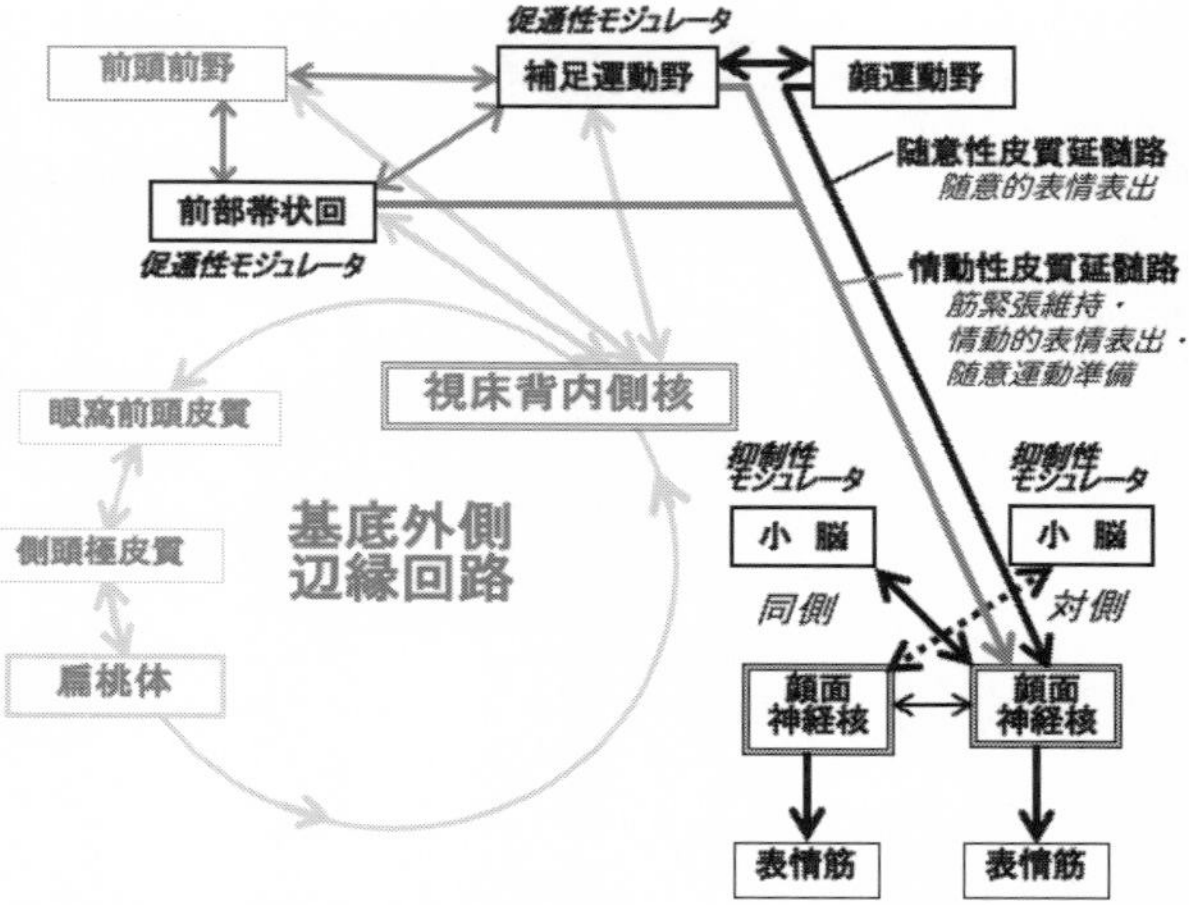

図４．８　随意的・情動的表情表出のネットワーク（随意性・情動性皮質延髄路）

随意性皮質延髄路と情動性皮質延髄路が笑いの基底外側辺縁回路とは独立していることを示した。大脳一次運動野の顔運動野から始まる随意性皮質延髄路は顔面神経核に至る。この経路のどこかに脳梗塞などが生じれば中枢性の顔面神経麻痺を生ずるが、回復は末梢性顔面麻痺に比べて悪くない。一方、前部帯状回・補足運動野からの情動性皮質延髄路は一次運動野と密な連絡を有し、表情筋の筋緊張状態を保つと同時に表情を随意的に動かす準備状態を維持し、運動を起動するために機能している。準備状態が常に維持されていれば、随意的にも情動的にも急に表情を作ることはできる。

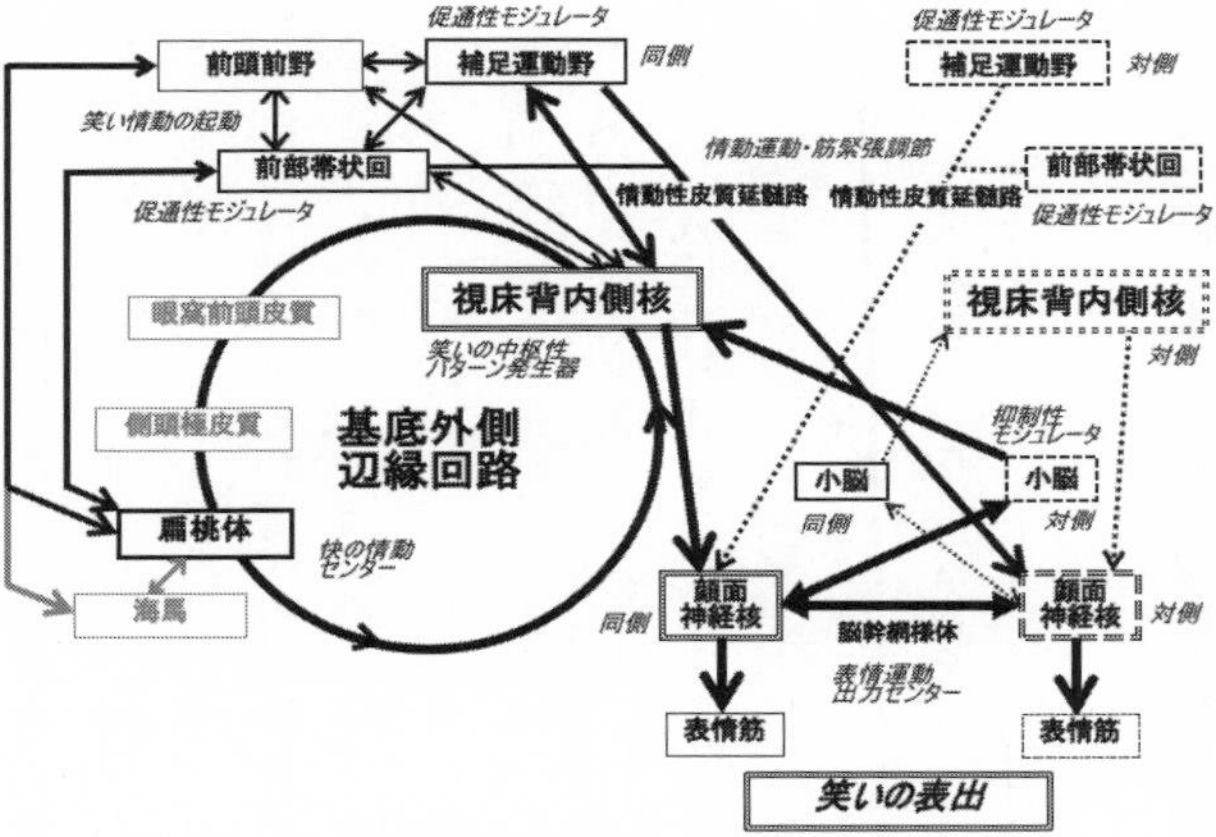

図４．９　笑いや情動的表情表出の神経ネットワークとモジュレータ機構

情動的な表情表出は前部帯状回、補足運動野から対側支配を行っている情動性皮質延髄路が顔面神経核を促通性に制御しており、小脳は抑制性モジュレータとしてそれぞれ対側優位の制御により成り立っている様子を対側ネットワークも加えて図示した。

笑いの自動運動を伝える経路は、筋緊張を維持する情動性皮質延髄路とは異なる同側性経路を有している。左右の顔面神経核は橋網様体で多シナプス性に連絡しており、左右同期的協同的な表情運動ができるようなしくみがあり、同期化には数10ミリ秒の時間しか要さない。

えることが可能になる。大脳辺縁系に属する前部帯状回が表情筋の緊張を維持できるようなしくみが生下時にすでに完成しているということが大切で、新生児や乳児期でも表情筋を制御できるしくみが備わっているということを示している。辺縁系の前部帯状回と新皮質である補足運動野の重複的な制御機構の存在が泣きや笑いの中枢機構の個体発生的な完成には欠かせないためと理解できる。この割り当てを考えると実に興味深い。基本的な表情筋の緊張を制御するしくみが新皮質と辺縁系に別々に用意されていることである。表情筋の筋緊張支配と情動的支配はほぼオーバーラップしているが、随意性の表情運動の起動にも補足運動野が関与しており、顔の表情は複雑にコントロールされているということが分かる。人間の二足歩行の研究でも、姿勢保持のための筋緊張調節は主に補足運動野で行われ、大脳基底核との連絡が大切であるとされている。また、歩行のきっかけを作るのは運動前野とされている。したがって歩行も笑いも中枢性パターン発生器によって自動運動を遂行する経路と筋緊張を制御するネットワークが独立して存在する同様な中枢機構である。前部帯状回を破壊すると、表情の表出や発語が減少するという実験結果があり〔注109〕、促通性モジュレータとして働いていると考えられる。前部帯状回や補足運動野の切除術を行うとほぼ同じように補足運動野症状が出現することがわかっており、両者が同様の機能を有していると考えられる〔注103〕。

パーキンソン病では仮面様顔貌といわれる無表情が特徴で、病気を疑う徴候の一つである。眼裂も狭くなりまばたきも減少する。固縮という手足のこわばりと同様に表情表出が乏しくなる現象と捉える説と寡動や無動症の一種と捉える説がある。表情の調節は、線条体や視床なども関与していると考えられる。大脳基底核回路から視床への抑制が増大し、視床―大脳新皮質の運動機能が過剰に抑制されるためで、情動抑制によって仮面様にみえるだけで笑うことはできる。表情は常に脳のいろいろな神経ネットワークからの支配を多重的に複雑に受けている。パーキンソン病は脳内ドーパミンの減少が原因とされているが、前部帯状回を介する情動系の神経ネットワークはドーパミンが神経伝達物質と考えられており、帯状回の機能低下が無表情の原因かもしれない。この病気の患者さんにLドーパ製剤を投与すると、表情の乏しさである仮面様顔貌が消失することからパーキンソン病を確定診断することができる。

109 Hadland KA, Rushworth MF, Gaffan D, Passingham RE. The effect of cingulate lesions on social behaviour and emotion. Neuropsychologia. 2003;41:919-31.

顔の運動系は顔面神経に支配されているが、顔の知覚や痛覚などは三叉神経に支配されているため、顔の痛みは三叉神経痛という。顔面神経痛とはいわない。表情筋には筋紡錘がないため表情の強さをフィードバックするしくみはないと考える。顔の表情の中で、反射的に動くのは唯一瞬目反射（まばたき反射、blink reflex）である。この反射は、眼球角膜を保護するために重要で、眼や周囲の知覚（三叉神経の知覚入力）に対して瞬間的に目を閉じる反射である。したがって、眼輪筋は他の表情筋に比して閾値が低く常に瞬目の準備状態が維持されている。この支配は、三叉神経―脳幹―顔面神経というきわめて限られた反射経路で完結されていて、すばやい早さで起こる反射である。大脳新皮質や大脳辺縁系は全く関与しない。眼輪筋の閾値が低いために、片側顔面けいれんが発症するときは例外なく眼輪筋から始まり、口輪筋から始まる例は経験したことがない。片側顔面けいれんは小脳に至る前下小脳動脈や後下小脳動脈などが脳幹の脇で顔面神経の出口を圧迫することが原因であるが、顔面神経全体を圧迫しているのであって眼輪筋に分布する分枝だけを圧迫しているわけではない。常態的に維持される筋緊張の違いで表情が自動的に制御されていることがわかる。

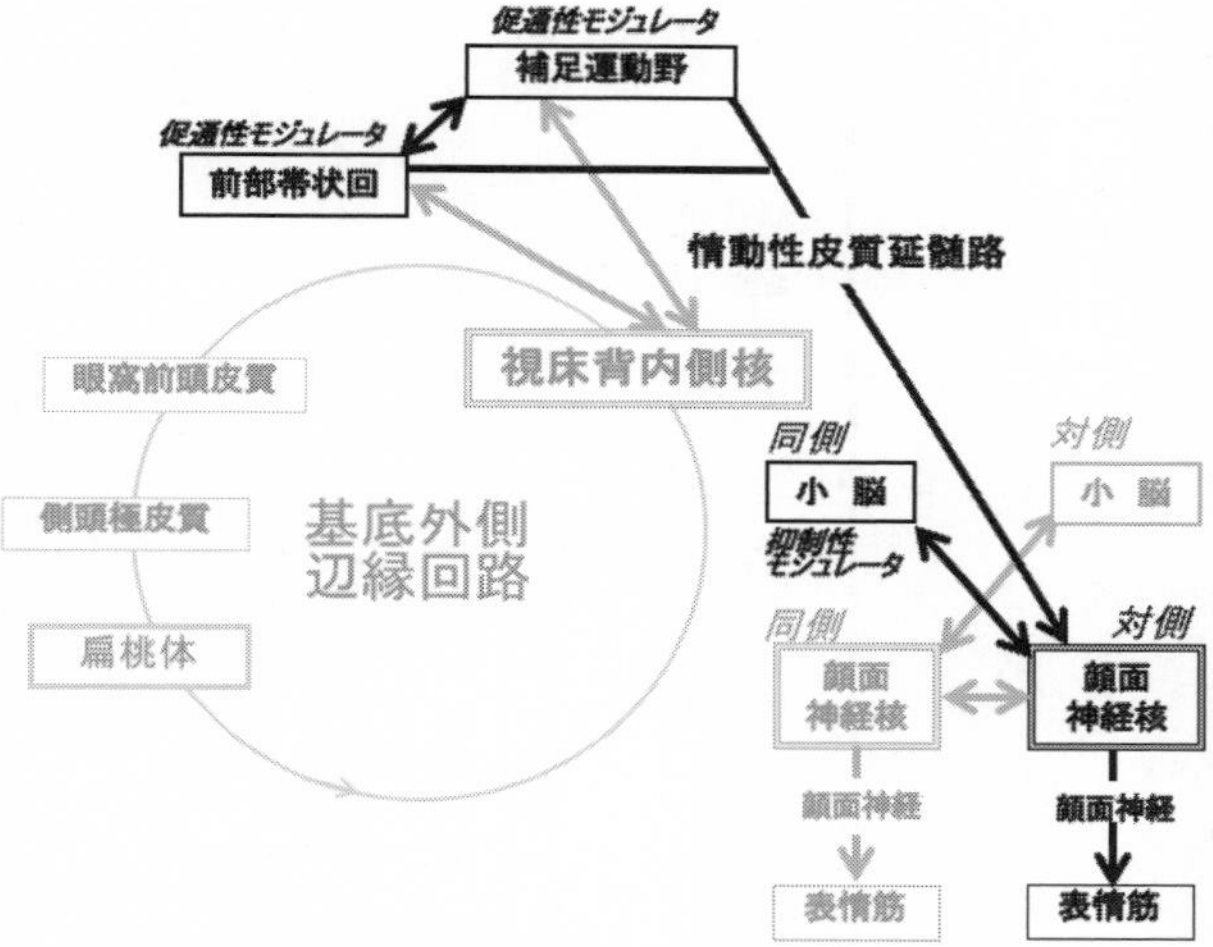

図 4．10　表情筋の筋緊張調節の神経ネットワーク（情動性皮質延髄路を介した顔表情筋の支配）

情動性皮質延髄路は随意性皮質延髄路と異なる起始と経路を有している。情動性皮質延髄路によって顔面神経核は補足運動野や前部帯状回から常に促通的な制御を受けて顔貌や表情が維持され、無意識的に情動に応じた表情が自然に作られる。筋緊張が保たれて運動の準備がされている。生下時すでに完成している大脳辺縁系の前部帯状回により表情筋の筋緊張が常に維持されることにより表情が作られ、個性を持った顔貌を維持できる。成長後は新皮質系の補足運動野も加って促通的に制御される。笑いは別の経路で顔面神経核を支配して笑いのリズム運動が形成される。

五．表情の非対称の考察

顔の表情は、意識的（随意的）に片側だけを動かそうとしなければ、ほぼ左右対称である。多少の左右差は個性でもある。臨床的に顔に非対称が生じる場合は多くの場合、片側の顔面神経麻痺である。ところが、笑い表情に非対称が認められることがある。非対称性笑い発作や情動性顔面麻痺などであるが、なぜそのような現象が起きるのかを次に考えてみたい。

五．一．非対称性笑い発作

視床下部過誤腫の笑い発作時のビデオ脳波記録でその表情をよく観察すると、片側の顔の引きつり様に見える患者が約60％もいることがわかった。それを契機として、笑い表情の非対称について研究を始めた。そして、過誤腫による非対称笑い発作が例外なく片側付着の反対側に生じることに気がついた。その後、両側付着でも優位な付着の反対側の顔が引きつることがわかったのである。

笑い発作時の笑顔の非対称が過誤腫の付着側あるいは優位な付着の反対側に一致するという陽性的中率や診断的オッズ比も有意に高いものであった。これは、重要で明らかな側方徴候の一つと考えた。〔注35〕過誤腫の付着と反対側の表情亢進を示していることは、付着部からてんかん波が同側の新皮質のどこかに伝播して反対側の顔の筋緊張を高めた結果であると解釈できた。その理由を考えると次のようになる。おそらく過誤腫で生じたてんかん発作が視床背内側核に伝播した後、同側の前部帯状回や補足運動野にも伝播するために、反対側の顔の筋緊張亢進が同時に生じて笑い発作のときに反対側の顔面の表情運動が強くな

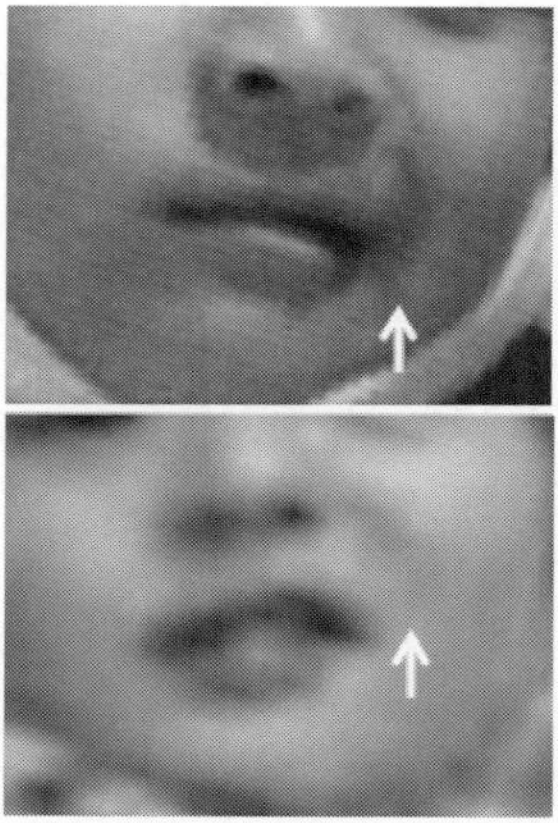

図 4.11　非対称性笑い発作
（ビデオ脳波記録より）

非対称性笑い発作の２例を示した。視床下部過誤腫の笑い発作のビデオ脳波同時記録のビデオ画像を拡大しているため、鮮明な画像ではないが、笑い発作時に２人の左側口角が上がって鼻唇溝が深くなっており、非対称的な笑い表情を示している（白矢印）。この２例の視床下部過誤腫は何れも右側（非対称笑い発作の反対側）に視床下部との付着が確認され、新たな側方性徴候であることを証明した。

ることが原因と考えた。またこの研究において、両側に付着をもつ視床下部過誤腫の場合は笑い発作が左右独立して非対称を示すことがあり、それぞれの付着から両側に独立して伝播する可能性があることが示唆されたため、両側付着を離断することの必然性が明らかになった。

表情非対称の原因を追求すると、次のような論文が見つかった。前部帯状回を直接電気刺激すると、反対側の笑いが引き起こされるという。〔注110〕また、補足運動野の前部を直接刺激すると反対側の顔の運動が誘発されるという報告がある。〔注111〕後で述べるように、補足運動野の切除が原因で術後に反対側の情動性顔面麻痺を生じることが報告されている。他にも猿の実験で両側の前部帯状回を破壊すると表情が乏しくなり寡黙になることが報告されている。〔注109〕逆に補足運動野が刺激を受け続けるような状態があれば、亢進状態が生じることはあり得ると思う。もちろん、視床背内側核から同側顔面神経核にも笑いが伝えられて左右同期した笑いがあるはずであるが、さらに補足運動野や前部帯状回を介した促通効果が加わるために、反対側の表情が強くなって非対称が生じると考察した。別々の経路での複雑な顔面支配の影響を受けた結果として生じるきわめて興味深い表情の非対称である。補足運動野は、両側の筋緊張や運動の開始を調節するところとされているが、反対側の支配が優位である。結果的に、補足運動野や前部帯状回は笑い発作の促通性モジュレータ（変調器）として反対側の顔表情を強くするため、視床下部過誤腫の付着部と反対側の笑い発作が強まることになる。これを非対称性笑い発作（asymmetric gelastic seizure）と命名して、新しい側方性徴候の一つであると発表したのである[注35]。

第四章　顔表情の脳神経科学

110　Sperli F, Spinelli L, Pollo C, Seeck M. Contralateral smile and laughter, but no mirth, induced by electrical stimulation of the cingulate cortex. Epilepsia. 2006;47:440-3.

111　Morecraft RJ, Stilwell-Morecraft KS, Rossing WR. The motor cortex and facial expression: new insights from neuroscience. Neurologist. 2004;10:235-49.

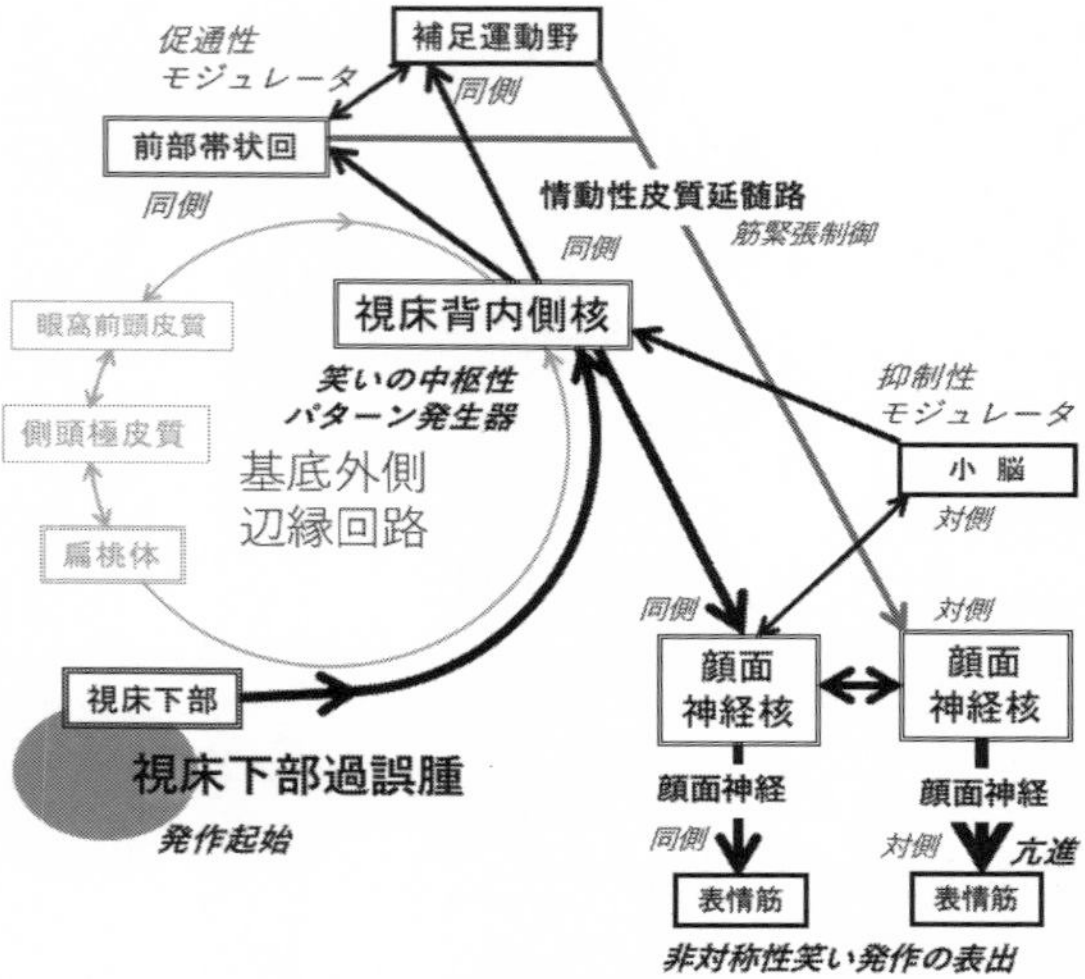

図 4．12　非対称性笑い発作を生じる神経機構

笑い発作は、視床下部過誤腫から起始した発作が基底外側辺縁回路の視床背内側核で笑いリズムを形成させて同側の顔面神経核で笑い表情を作るが、通常は脳幹網様体によって笑い発作は左右対称となる。同時に発作が補足運動野や前部帯状回にも伝播して、情動性皮質延髄路を介して反対側顔面神経核に対して促通的に表情筋の筋緊張を調節しているため、過誤腫付着と反対側の表情筋の筋緊張が強まり反対側優位の非対称性笑い発作になる。前部帯状回の電気刺激による非対称の笑いが生じる場合では、逆行性に視床背内側核に刺激が伝播して笑いを起動するとともに対側顔面神経核に促通効果も加わることで説明できる。

五．二．視床下部過誤腫術後の情動性顔面麻痺

視床下部過誤腫に対する定位温熱凝固術をたくさん経験するようになって、定位温熱凝固術の術直後に情動的に笑うときに顔面非対称がかなりの頻度で生じることが明らかになった。私はこれを情動性顔面麻痺と考えた。情動的に笑うときだけ手術の反対側に顔面麻痺を認める現象であるが、随意的に「イー」と言ってもらうと顔面麻痺はない。笑うときだけ手術と反対側が麻痺したように見える現象である。1例の例外もなく手術の反対側に認められた。どういうのを情動性顔面麻痺というのか、図4．13の写真を見ればよくわかると思う。随意的な顔面運動では顔面麻痺は認めないが、自然に笑うときだけ顔の左右非対称が目立ち、片側の顔面麻痺のように見えることを情動性顔面麻痺という。手術と反対側に麻痺が生じていることが明らかである。この症状は一過性で、徐々に消失してゆくが、少数例では、注意して観察すれば、数年後にも軽度残存しているのがわかることがある。しかし、生活上は全く問題ない。最初はすべて一過性で問題にはならないと考えていたが、軽度残存例が多くなるにつれて手術そのものによる合併症であると考えるようになった。

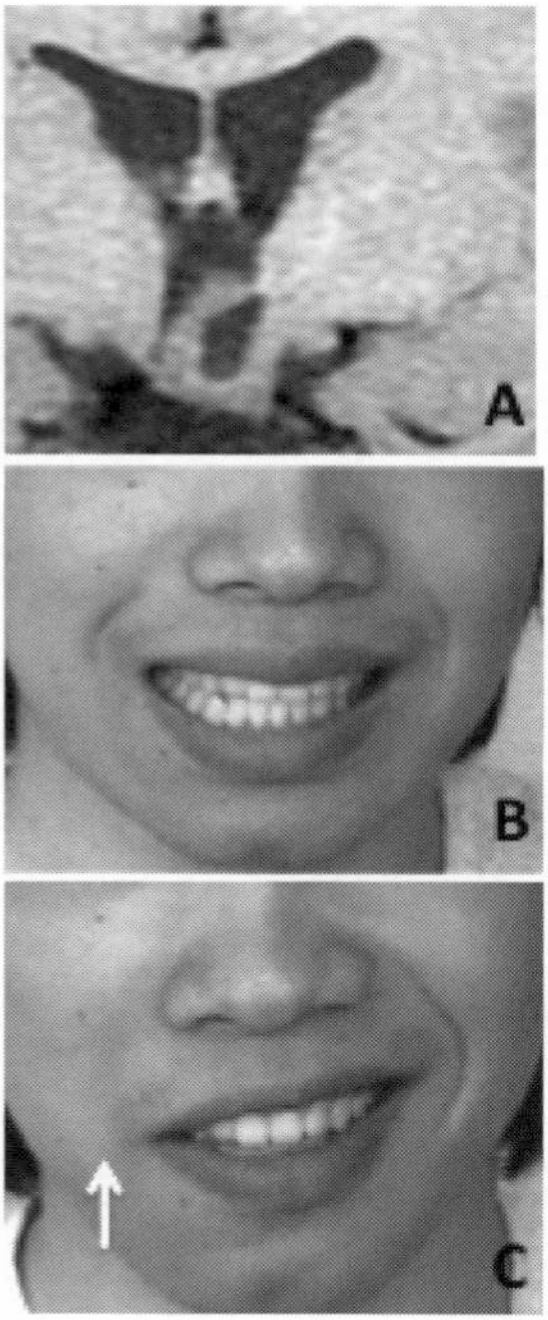

図 4.13　視床下部過誤腫術後の情動性顔面麻痺の例

視床下部過誤腫の術後早期に情動性顔面麻痺の存在を気づいた最初の症例の顔写真である。この症例では、笑い発作の時の非対称は認めなかった。したがって、情動性顔面麻痺に気づいたのが先で、それを契機として、笑い発作の顔面非対称にも注目するようになったのが、本当のところである。

Aは視床下部過誤腫の術後冠状断MRIで、過誤腫付着部が十分に温熱凝固されて縮小している。術後に笑い発作は消失した。Bは随意的に「イー」と言ってもらったときのもので、左右対称的で随意的には顔の麻痺はないことがわかる。一方、Cは、無意識に笑ったときのもので、手術と反対側である右側が、麻痺したようになっていて（白矢印）、非対称になっていることがわかる。これを情動性顔面麻痺という。

十分な術後追跡ができた定位温熱凝固術の単回手術例で85％に情動性顔面麻痺が確認できた。初期のシリーズでは、情動性顔面麻痺は生じなかったか気づかないでいたものと思う。また、症例数が多くなるにつれて、トラック数が増えたという要因もある。軽い非対称はほとんどの例で術後にあるのかも知れないが、注目されるほどの程度ではない。術後の情動性顔面麻痺は、早いと2週間くらいで消失する。私たちは、当初一過性の術後合併症であると考えていた。しかし、手術症例数が増え注意深く確認すると、半数以上の例で術後1年目以降も軽度の残存が確認できたため、定位脳手術の特殊な手技である凝固電極（直径2ミリ）の刺入に伴う手術合併症の1つであることが濃厚になった。このことから、術後の情動性顔面麻痺は定位温熱凝固術の電極が内包を通過することが多いために情動性表情運動の神経経路に影響している可能性が高いことがわかった。このような例の報告は皆無である。定位温熱凝固術だからわかる術後の変化である現象であると考えた。前述したように、術前の笑い発作の非対称と術後の情動性顔面麻痺は、視床下部過誤腫例に特有のものの可能性が高い。

情動性顔面麻痺が定位脳手術による術後後遺症の一種であるということが明らかになったため、再度患者データを分析した。情動性顔面麻痺を来した手術群のトラック数が情動性顔面麻痺を認めない手術群のトラック数と有意な差がないという結果が得られた。また情動性顔面麻痺が1年以上残存する群と一過性で消失する群とでも、トラック数に有意な差を認めなかった。情動性顔面麻痺の有無と過誤腫の大きさにも有意な相関はなかった。トラックの局在つまりどこを通過しているかということが重要な要素であると考えた。そこでサージプランのデータを解析しなおし、トラックが通過する内包を含む軸位断面での位置を脳の大きさ（交連間距離）で補正してプロットすると、情動性顔面麻痺の群では多くの症例で複数（2~5本）のトラックが内包膝部に集中していることが示された。さらに1本のトラックでも情動性顔面麻痺を生じた症例があり、1本のトラックでも内包膝部を通過することでこの症状を出す場合もあることが明らかになった。情動性顔面麻痺の群の約95％の症例で凝固電極が内包膝部を通っていた。この事実から、情動性顔面運動に関連した皮質延髄路は内包膝部に存在すると結論づけられた。このことが、情動性顔面麻痺と随意性顔面麻痺を乖離させる大きな理由であろうと解釈した。定位脳手術という特殊な手術手技でピンポイント的に内包膝部を障害すると情動性顔面麻痺を生じる可能性を証明し、情動性皮質延髄路が内包膝部を通っていることを私の研究が明らかにしたのは脳科学の一つの進歩である〔注112〕。

五．三．情動性顔面麻痺の責任部位

視床下部過誤腫の術後以外にも、多発性硬化症などのある種の脳の病気では、随意的に「イー」という時には麻痺がないのに、笑った時に片側の顔面麻痺に気づかれることがあり、症例報告されている。このような随意的には顔面麻痺はなく、笑うときだけ顔のどちらかに麻痺が認められる症状を情動性顔面麻痺といい、注目されてきた症状であるが、議論が尽くされたとは言い難い。これまでに、線条体・内包梗塞〔注113〕、後部視床出血〔注114〕、側頭葉てんかんなどでの少数の症例報告があるだけである。これらの報告では多くの場合、病変やてんかん焦点と反対側の顔面麻痺であることが示されていて、側方性を表す一つの症状であると考えられている。線条体・内包梗塞では内包膝部ではなく前脚が責任部位である

---

112 Kameyama S, Masuda H, Shirozu H. Location of emotional corticobulbar tract in the internal capsule. J Neurol Science. 2021;420:117228. doi: 10.1016/j.jns.2020.117228.

113 Trosch RM1, Sze G, Brass LM, Waxman SG. Emotional facial paresis with striatocapsular infarction. J Neurol Sci. 1990;98:195-201.

114 Hopf HC, Müller-Forell W, Hopf NJ. Localization of emotional and volitional facial paresis. Neurology. 1992;42:1918-23.

という考察であった。

内側側頭葉てんかん患者の70―80％が、笑うときに非対称が認められ、病歴が長いほど、焦点と反対側の情動性顔面麻痺が起こりやすいとされている。〔注115〕他の報告〔注116〕でも側頭葉てんかん患者の80％以上で、顔面の非対称が認められ、73％が焦点側とは反対側に情動性顔面麻痺を認めたという。これらの2論文では、その病態生理に関して明解な解釈がされていない。しかし、別の論文で焦点とおなじ側の笑い発作が報告されていて、扁桃体を電気刺激すると同側の顔面が自動的に運動することが報告されている。この事実から考察すると、内側側頭葉てんかんでは扁桃体が常にてんかん伝播に攻撃され続け、焦点と同じ側は顔面神経核の閾値が下がっているため、笑うときに同側の表情が強まって逆に反対側の麻痺のように見えるという別の解釈が成り立ちうることから情動性顔面麻痺ではないという可能性を私は考えている。私は、笑い発作の非対称と同様にむしろ片側性の情動性表情亢進というような症状ではないかと疑っているが、確証はない。

次に、情動性顔面麻痺がなぜ起きるのか考えてみたい。補足運動野の切除術後の合併症として、ラプランら〔注104〕の情動性顔面麻痺の報告がある。最近の研究で、補足運動野と前部帯状回は、ほぼ同じような機能を持っていて、協調していることが明らかになった。新生児期では辺縁系である前部帯状回が、それ以降では新皮質である補足運動野が機能するように重複的に作られていると考えられることをすでに述べた。前部帯状回の切除の方が、補足運動野の切除よりも強い補足運動野症状を出すことが分かっている。当然両者の切除の方が症状は強い〔注103〕。私たちの例では、情動性顔面麻痺が定位脳手術による内包膝部の機能障害を原因としたことから、情動性顔表情の運動神経路は補足運動野や前部帯状回から起始すると解釈できる。また、補足運動野の支配が対側優位であることも頷ける。補足運動野や前部帯状回が正常に働いており、情動性皮質延髄路が正常に機能していれば、笑いは扁桃体からの命令によって視床背内側核で笑うパターン運動が作られて笑い表情を表出する。顔の情動運動には大脳の一次顔運動野は必要なく、情動性皮質延髄路と辺縁回路のみで機能的に完結する。情動性顔面麻痺は、表情の情動的支配が随意的支配とは独立してい

---

115 Jacob AI, Cherian PJ, Radhakrishnan K, Sarma PS. Emotional facial paresis in temporal lobe epilepsy: its prevalence and lateralizing value. Seizure. 2003;12:60-4.

116 Remillard GM, Andermann F, Rhi-Sausi A, Robbins NM. Facial asymmetry in patients with temporal lobe epilepsy. A clinical sign useful in the lateralization of temporal epileptogenic foci. Neurology. 1977;27:109-14.

ることを示している。非対称性笑い発作や情動性顔面麻痺を考察すると、同じ情動性皮質延髄路を介するが表情筋の情動性支配と筋緊張調節支配を別々の機能と捉えることが大切であるように思う。

六．皮質延髄路に関する新たな発見

皮質延髄路は、教科書ではこれまで内包膝部を通るという記述が多くなされていた。しかし、内包後脚を通るという記載の教科書もあり見解が一定していなかった。それは何故だろうか不思議に思っていた。最近の皮質延髄路に関する論文では、随意性皮質延髄路が内包後脚の皮質脊髄路の前方を通り、前から顔・手・足の順番になっているという報告がある。〔注105、注106〕私自身も、内包後脚に限局した脳梗塞で強い中枢性顔面麻痺を来した患者を経験した。その症例のＭＲＩ所見を図４．14に示した。それ以来彼らの論文は正しいと思っている。一方、脳梗塞による情動性顔面麻痺の症例で、情動性顔面運動に関連した経路が内包前脚に含まれているという報告がある。〔注113、注117〕しかし、情動性皮質延髄路そのものに関する報告は皆無である。過去の報告は、脳梗塞での症例解析や定位脳手術時の内包の電気刺激による皮質延髄路の局在に関する検討であった。

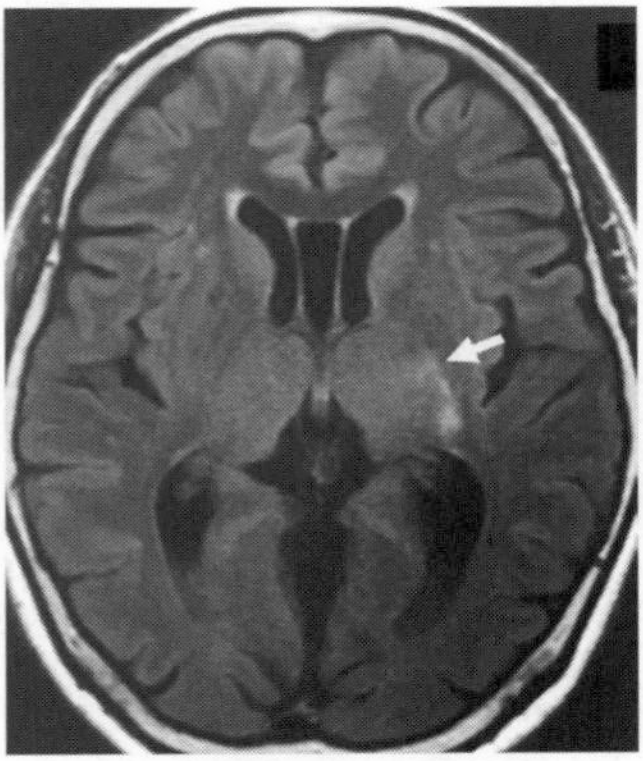

図４．14　脳梗塞により右側の中枢性顔面麻痺を来した症例のMRI

右側に中枢性顔面麻痺を認める69歳女性のMRIフレアー画像を示した。左側の内包後脚前方部の脳梗塞が広く認められる（白矢印）。この症例では、右上下肢の麻痺は軽く、ほぼ回復しているが、中枢性顔面麻痺だけが強く残存している。この症例で明らかなように、随意性顔面麻痺は内包後脚を通る随意性皮質延髄路の障害によって生じていると考えられる。内包膝部には異常を認めない。この図に示した随意性皮質延髄路と図４．15の情動性皮質延髄路の局在の相違を確認してほしい。図４．16に両者をまとめて示した。

117　Michel L, Derkinderen P, Laplaud D, Daumas-Duport B, Auffray-Calvier E, Lebouvier T: Emotional facial palsy following striato-capsular infarction. J Neurol Neurosurg Psychiatry. 2008;79:193-4.

六．一．内包膝部の情動性皮質延髄路

前述したように、私は視床下部過誤腫の定位脳手術の凝固電極刺入による機械的損傷による限局的な内包障害を研究した。49例で、術後に情動性顔面麻痺を来した群と麻痺を生じなかった群に分けて、凝固電極の通過位置を定位脳手術座標データの詳細を後方視的に検討できたために、解剖学的な責任部位を精密に同定することができた。定位温熱凝固術の術後に情動性顔面麻痺を生じた41例の約95％で刺入トラックが内包膝部を通過していた（図4．15）。31例では2本以上の刺入トラックが内包膝部を通り、1本だけが通過しているのは8例であった。情動性顔面麻痺を生じなかった8例中6例ではトラックは1本だけ、他の1例は2本が内包膝部を通過していた。1本の電極でも内包膝部を障害すると情動性顔面麻痺を生じたり生じなかったりする偶発性が認められ、2本以上通過すると高率に情動性顔面麻痺を生じることが明らかだった。これまでは症例報告のみで多数例の検討は皆無であり、責任部位の局在に関する正確性が欠けていた。情動性顔面麻痺が内包膝部障害で生じるという新しい発見[注112]から皮質延髄路の局在に関する教科書の記述の改訂が不可避である。

この研究では、内包膝部の範囲を解剖学的な定義がないために暫定的に円形の範囲とし

て決定したが、暫定的な膝部とその内側部にも情動性皮質延髄路が通っている可能性が示唆された。この結果、情動性皮質延髄路が内包膝部を通るという局在が確定したことは大きな意味をもつ発見である。内包膝部もその内側部も機能的に膝部と定義してよいと考えられる。以上から導かれる結論は、図4．16のように随意性顔面運動路と情動性顔面運動

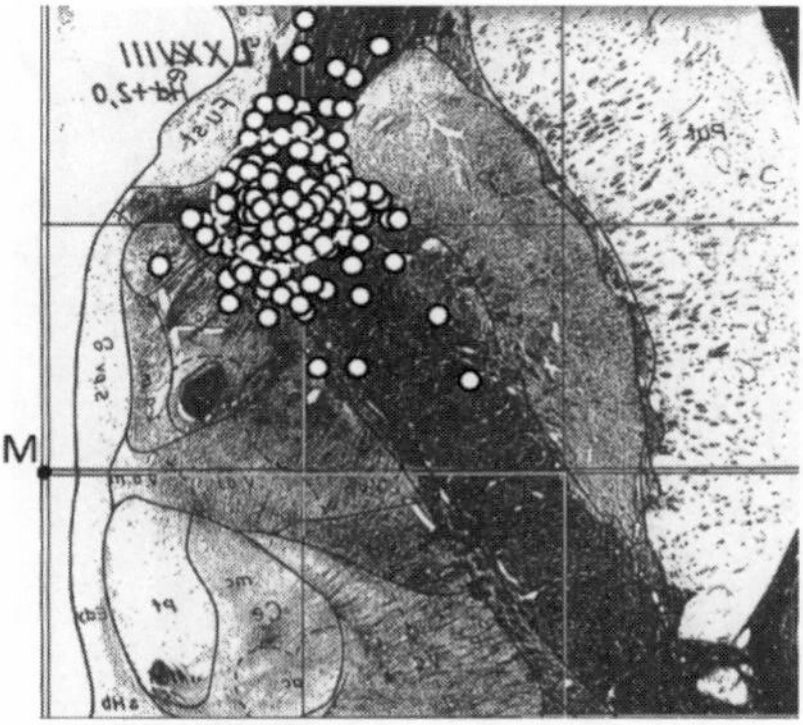

図４．15　定位温熱凝固術後に情動性顔面麻痺を来した症例の凝固電極の通過位置

内包に関係した凝固電極トラックのみの通過位置をシャルテンブランド・ワーレンの脳アトラスのプレート53（H.d+2.0mm）の画像（アトラスの前交連―後交連を結ぶ線の２ミリ上方の平面）にプロットした。アトラスを反転表示して図４．14や図４．16の皮質延髄路と合うように表示した。前交連―後交連の長さは23ミリで症例間の誤差は補正して表示した。44％のトラックが内包膝部（白波線の円内）に集中して通過している。症例の76％が２本以上、20％で１本のトラックが内包膝部を通過し、前脚や後脚ではない。情動性皮質延髄路が内包膝部を通っているという事実は、神経解剖学の教科書に今後採りあげられるべきである。Mは前後交連の中点（座標の基準点）、棒は10ミリ長を表す。

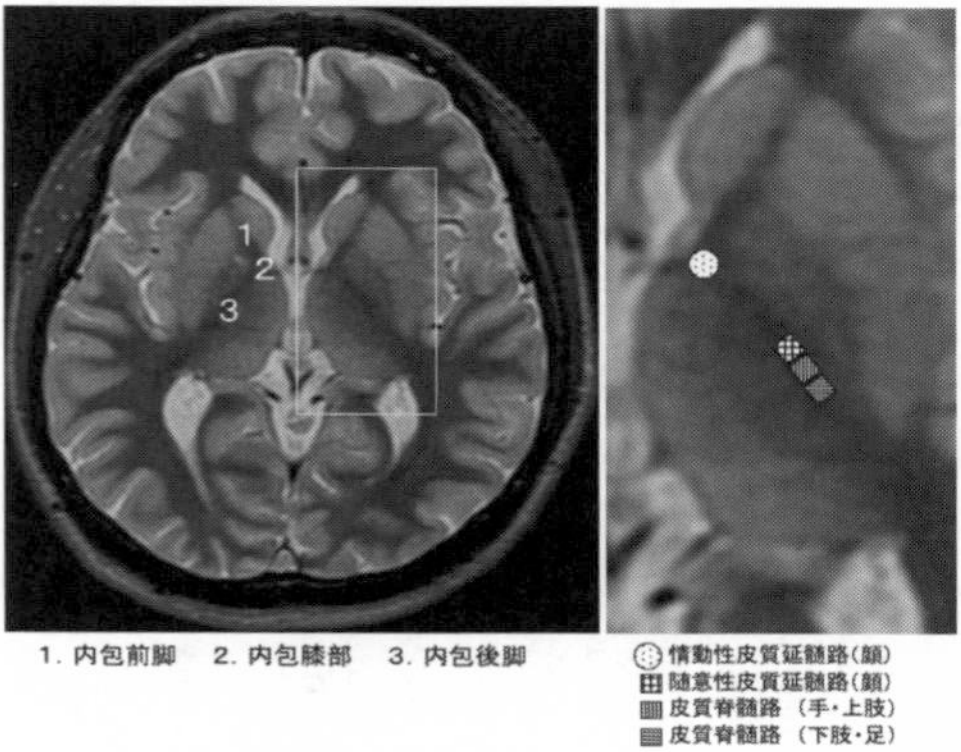

図 4．16　内包膝部と内包後脚を通る皮質延髄路と皮質脊髄路（右は拡大図）

この図で示したように、情動性皮質延髄路と随意性皮質延髄路が内包の全く異なるところを下行して顔面神経核に至っていることを考えると、脳の障害部位によって随意性顔面麻痺や情動性顔面麻痺が乖離して出現することは当然のことと考察できる。

前述したように、内包膝部として丸く表示した部位の内側部も情動性皮質延髄路である可能性がある。内包後脚の局在分布に関しては、文献〔注105、注106〕を参考にした。この図は教科書に取り上げられるべき新事実を示している。

路がそれぞれ内包後脚と内包膝部という乖離したところを別々に下行するというものである。これは皮質延髄路の神経解剖学的な新事実として非常に重要で、皮質延髄路を一括りで論じることには無理があると考えられる。随意性と情動性皮質延髄路を区別して論じるべきである。随意性皮質延髄路は一次顔運動野から起始し内包後脚を下行し、情動性皮質延髄路は補足運動野や前部帯状回から起始して内包膝部を下行して顔面神経核に至る二重の経路が存在することである。この結果により、随意性顔面麻痺と情動性顔面麻痺の乖離や機能の違い、てんかん発作型の相違を説明できる。さらに、新生児期や乳児期には前部帯状回が機能し、それ以降の随意運動が確立していく過程で補足運動野が機能の主体を成すという大脳辺縁系と新皮質系の個体発生的な機能分担に矛盾がないと考えられる。前述したように、情動性皮質延髄路が表情筋の筋緊張も生下時より制御していることと関連している。

六．二．中脳大脳脚における皮質延髄路の局在

最後に、皮質延髄路に関する未解決の疑問と仮説をまとめたい。基本的に大脳辺縁系の支配は同側性で、新皮質系は対側優位であり、前述のとおり単純明快である。もう一度まとめると、扁桃体の刺激では同側性の顔の反応を示した〔注64、注65〕。視床下部過誤腫の笑い発作時SPECTでは、同側の視床背内側核に伝播し脳幹と対側小脳に伝播していることが

明らかであるので、脳幹へは同側性優位な伝播であることが証明されている。〔注13〕一方で、前部帯状回や補足運動野の刺激では対側優位の顔の笑いや反応を表出し、〔注110、注111〕情動性皮質延髄路は内包膝部を通っていた。〔注112〕私の疑問は、笑いの中枢性パターン発生器である視床背内側核と最終的に笑い表情の表出を担う顔面神経核の間を連絡すると想定される経路に関する解剖学的曖昧さである。この連絡もミッシングリンクといえるかも知れない。斎藤の研究〔注64〕から視床背内側核から中脳大脳脚最内側部を通って同側の顔面神経核に連絡するだろうと推測されるが解剖学的な確証はない。

今回の新知見も加味して顔面神経核の三重支配という新しい仮説を構築した。笑いの表出に関連する経路と表情筋の筋緊張を制御して情動性の表情運動を表出する経路、随意性の顔運動を表出するための経路が顔面神経核に至る3つの下行神経経路の存在である。これらは何れも交差以前の経路であるため同側の中脳大脳脚に集中して顔面神経核に至るものと推察される。1つは、視床背内側核から大脳脚の最内側を経由して同側顔面神経核に至る辺縁系情動経路、つまり笑い経路である。2番目は、内包膝部を通過する情動性皮質延髄路が中脳大脳脚では笑い経路の外側に位置する。3番目は、教科書で大脳脚の皮質延髄路として記載されていた随意性皮質延髄路で情動性皮質延髄路の外側に位置する。この3

番目の経路（皮質延髄路）の外側と最外側に手・上肢／下肢・足の皮質脊髄路（錐体路）が並列的に並ぶのが大脳脚であると考える私の仮説である。少しわかりづらいので図示して説明する（図4．17、図4．18）。2番目と3番目の皮質延髄路や皮質脊髄路は脳幹を

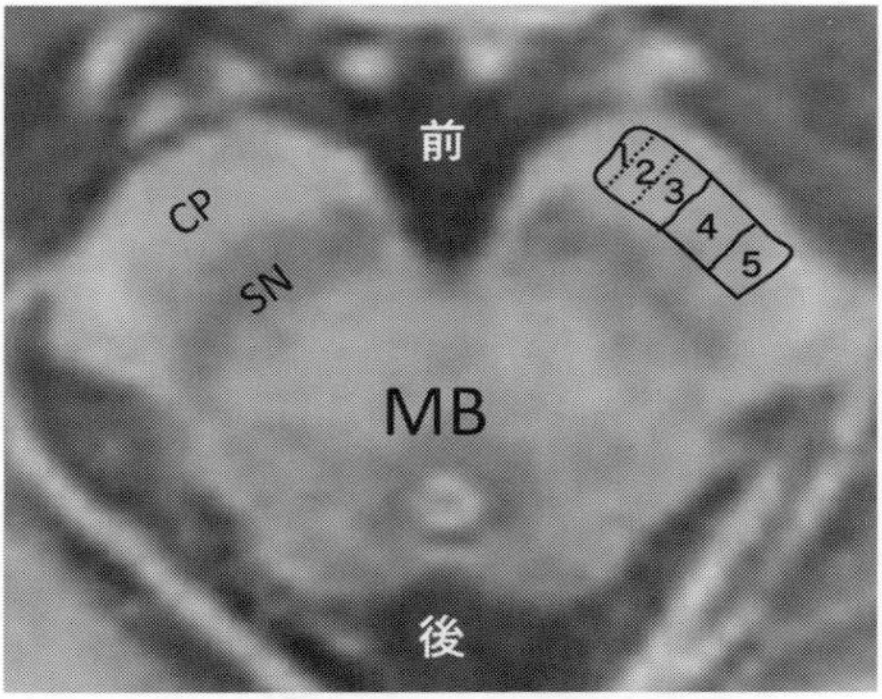

MB：中脳　　CP：大脳脚　　SN：黒質
1：辺縁系情動経路（笑い経路）
2：情動性皮質延髄路（表情筋筋緊張支配）
3：随意性皮質延髄路（顔面の随意運動）
4：皮質脊髄路（手・上肢の随意運動）
5：皮質脊髄路（下肢・足の随意運動）

図4．17　中脳大脳脚における皮質延髄路と皮質脊髄路、笑いの辺縁系経路の並列的局在（仮説）

中脳をMRI軸位断（拡大図）で見ている。中脳はほぼ正中に位置し左右対称のハート型に近い形で、前方に2個の丸い乳頭体が見える。中脳の大脳脚（CP）を1～5の下行神経路が並列に配列するという仮説である。大きさに関しては解剖学的データがなく主観的である。内包では前後に並ぶが、大脳脚では並列している。最内側に笑いの情動経路があって、同側の顔面神経核に連絡しているという仮説である。しかし、体部位局在的配置は不明瞭であるという教科書が多く、解剖学的な確証は得られていない。情動を研究対象とするために、客観的確証が得られないのは残念である。

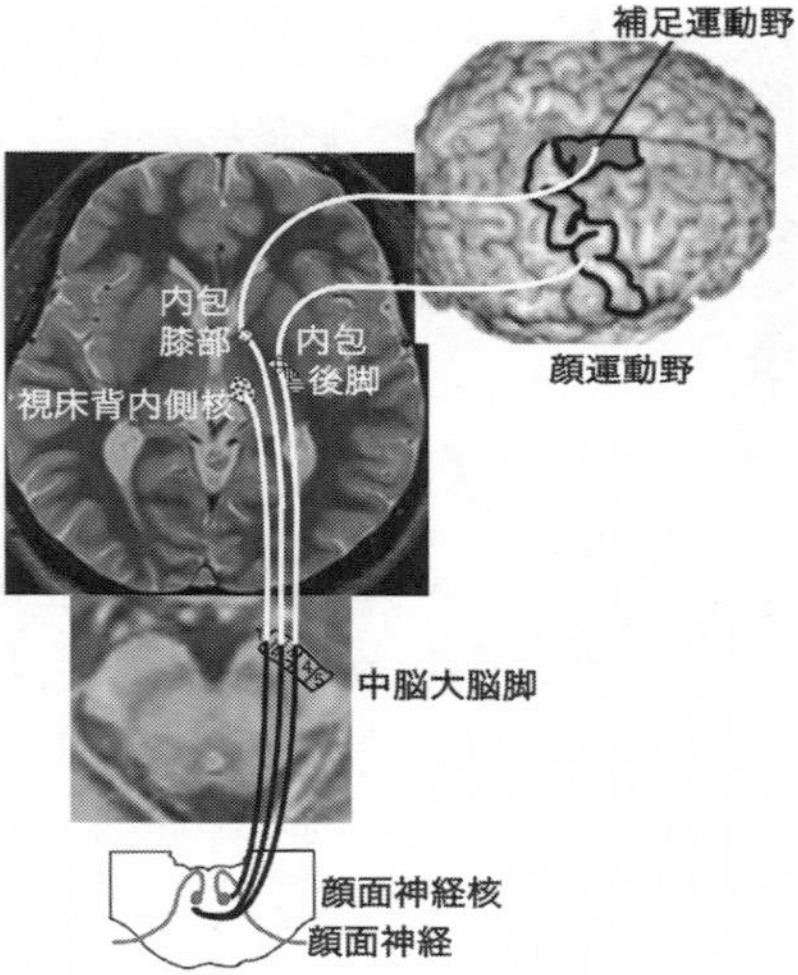

図 4．18　顔面神経核の三重支配の模式図（仮説）

顔面神経核は大脳から三重の支配を受けており、前述の３つの経路を統合して示したものである。（１）基底外側辺縁回路の視床背内側核で笑いの自動運動が作られ、大脳脚の最内側を下行して同側顔面神経核を支配して笑い運動を表出する。（２）補足運動野や前部帯状回から起始する情動性皮質延髄路は内包膝部を通って大脳脚を下行して反対側顔面神経核を支配し、情動的表情や表情筋の筋緊張を制御する。（３）一次顔運動野から起始する随意性皮質延髄路は内包後脚を通って大脳脚を下行して反対側顔面神経核を随意的に制御する。

下行して延髄で交差して主として反対側優位の支配を行う。皮質脊髄路は延髄錐体で交差するが、交差しないで同側を下行する経路も存在するとされている。解剖学的に橋や延髄では皮質延髄路は迷行神経でその走行も個人差が大きく一定せず、延髄での交差は不完全である可能性が高い。以上まとめたように、顔面神経核に至る経路について解剖学的な証拠が乏しいが、顔面神経核の機能を考慮するとこの仮説は可能性の高いものである。

第四章のまとめ

1. 情動的笑いは大脳辺縁系の基底外側辺縁回路の扁桃体で情動が起動され、視床背内側核で自動運動パターンが作られて、顔面神経核で出力される独立した経路がある。
2. 笑いの自動運動の基本的神経ネットワークは、視床背内側核—中脳大脳脚最内側部—顔面神経核の経路で同側性であるが、脳幹網様体で両側同期性が維持される。
3. 表情運動は大脳の三重支配を受けている。笑い運動、情動性表情運動と筋緊張調節、随意性表情運動の経路が中脳大脳脚で内側から外側に順に並列している。
4. 前部帯状回と補足運動野は情動性皮質延髄路を介して情動性表情運動と表情筋の筋緊張を重複的に制御している。どちらも対側優位に促通的に調節している。新生児・乳児期には辺縁系である前部帯状回が働き、新皮質系の髄鞘化が完成すると補足運動野が機能する個体発生的機能分担がある。

5. 随意性皮質延髄路（随意性顔面運動路）は内包後脚の錐体路（皮質脊髄路）の前方を下行し、情動性皮質延髄路（情動性顔面運動路）は内包膝部を通る別個な経路で対側性に支配している。

第五章　笑いの雑学

笑い発作の研究から、笑いのパターン運動を作るしくみと笑いの情動のしくみに関わる辺縁系回路についてほぼ理解できたと思う。表情に関係した機能的脳神経ネットワークについても再構築して理解できた。笑い発作の神経ネットワークがそのまま自然で情動的な笑いの脳のしくみとしても成立する可能性が高いと洞察できる。この章では、笑いのしくみについての理解を深めるために、笑いについていろいろな面から改めて学んでみたい。

はじめに、新生児の脳の状態について考えてみたい。赤ちゃんがこの世に生まれ出たとき、脳の最初の仕事は泣くことである。呼吸の開始と泣きはほとんど同期して起こる。生下時に完成している大脳辺縁系がまず働く。笑いと泣きはほぼ同じしくみで起こることが前章までで理解されていると思うが、なぜ笑いでなく泣きなのか？生まれ出る苦しみで泣くのか、そんな情動的な問題ではない。新生児ではまずは呼吸の安定が生存に欠かせないため泣き声は呼吸と連動していると思う。また、お乳を吸う機能とも関係すると考えられる。

赤ちゃんはまだ笑うことができないが、新生児は大脳辺縁系がすでに完成して機能しているため、顔の表情筋の筋緊張は保たれていて、自然に赤ちゃんらしい個性を持った表情を示せるので、生下時からの顔貌は個性そのものということができる。生後一ヵ月前後に肉親に対して情動的な笑顔が見られるようになる。辺縁系である前部帯状回が機能しているとされている。新皮質は髄鞘形成がまだ未熟である。大脳新皮質の髄鞘形成の完成は2歳頃で、新生児では一次運動野や言語野でもまだ髄鞘が未完成である。歩行や言語発達の時期が髄鞘の完成の時期と符合するのがよくわかる。さらに運動野の髄鞘化の完成が言語野より早く、言葉よりも先に歩行できるようになる。また髄鞘形成は個人差が大きく機能発達も同様である。

一・いつから笑うようになるのか

笑い発作は、先天的に生じる異常な笑いとして、新生児にも認められるということをすでに紹介した。笑い発作と自然な笑いの差はどこにあるのだろうか。

赤ちゃんの微笑は、だれに教わるものでもない。自然に出る親しみの表情で、生まれつき持っているものである。しかし、生まれてすぐに笑うことはないので、もし生まれてすぐに声を出して笑うとしたら、病的でおそらく笑い発作という先天性のてんかん発作である可能性が高い。視床下部過誤腫の可能性を疑わなければならない。

赤ちゃんの微笑は、生後5週以内に発達するといわれている。これは遺伝的に親から受け継いでいる心の笑いといっても良い。乳飲み子のときから、年をとってもあまり変化しない。一方、声を出す笑いかたは、4か月頃にははっきりしてきて、年齢とともに変化するとされている。成長過程で、いろいろな情動体験に基づく学習的な要素が加わるからだといわれている。

小林登は、ノーマン・カズンズの著書の「笑いと治癒力」〔注118〕の解説のなかで小児科医の立場から次のように述べている。

「胎児や新生児の行動は、遺伝子で決まるプログラムによって発現しているが反射的で自動的である。（中略）生まれたばかりの赤ちゃんが産湯を使ってまどろんでいる時、ニンマリとするのをみた人も少なくないであろう。妊娠後期の胎児の微笑みを超音波画像で捉えた報告さえもある。したがって、笑いのプログラムは生得的、すなわち遺伝的なものなのである。やがて育っていくと、母親のあやしに反応して声をたてて笑うようになる。それは外因的微笑で、赤ちゃんは嬉しいと感じて笑っているのである。これが所謂（いわ

118　ノーマン・カズンズ「笑いと治癒力」松田銑訳、岩波現代文庫、二〇〇一年.

ゆる)、ソシアル・スマイルである。このとき、笑いの心のプログラムは、より高位の知性の心のプログラムのコントロールに入っているのである」と述べている。そして、「このプログラムを機能させるのは情報で、『知性の情報』と『感性の情報』に分けることができる」とし、「知性の情報は前頭葉を中心とする知性に関する神経ネットワーク・システムに作用する情報と『感性の情報』は、大脳辺縁系を中心とする情緒に関係する神経ネットワーク・システムに作用する情報である」と述べている。感性の情報とは、情動とほぼ同義であろう。知性の情報による笑いのプログラムは、後天的な声を伴う笑いのことを指しているが、先天的に声を伴う笑いのしくみは用意されている。

以前に見たBBCニュースでイギリスの三次元胎児エコーの研究が紹介され、26週という早い段階で胎児が微笑む映像が報告されていた。この段階は、胎児脳の新皮質がようやく形成された頃であるから、発生的に古い大脳辺縁系だけの笑いに相違ない。胎児の微笑は、まさに先天的笑いであり、辺縁脳から生じる笑いといえる。笑う脳のしくみは胎児段階ですでに完成していると考えることができる。視床下部過誤腫は6週頃には形成されているると考えられており、もし視床下部過誤腫があれば、胎児にもおそらく笑い発作が出ていたのではないかと疑われるのである。

家族や、親しい友人、恋人同士ではお互いを認識すると自然に微笑が生じるが、大脳辺縁系という脳の中でもやや古い部分にある情動（感情）を司る部分が刺激されて微笑になると考える。大脳辺縁系の回路が、基本的な笑いという顔の表情運動のしくみを生まれつき持っていると考えられ、新皮質系と相互連絡をしている視床背内側核が重要な核であり、愉しさやおかしさという情動を生じさせるのも大脳辺縁系に属する扁桃体が重要な役割を担っていることは、すでに述べた。

二．微笑と笑い

一口に笑いといっても、いろいろな種類があって複雑である。長島平洋は、「笑う・laughter」が笑いの現象全般を表し、表情のみの笑いが「笑む（ほほえむ）・微笑・smile」であるとしている。〔注119〕Laughは音を立てるという意味をもっていると葛西文夫が考察して

119　長島平洋「笑いの言葉考」笑い学研究13号、二〇〇六年．

いる。[注120]日本語で、○○笑いという擬音語はすべてlaughterということになる。笑いそのものに民族、地域、文化、歴史の相違は反映しないといわれる。あくまで言語の違いを反映して表現が異なったと解釈すべきである。笑いを人類の共通言語という人がいる。

私が笑いに関連した書籍を渉猟していた二〇〇六年、布村東三氏より「世界の共通語『微笑』」という立派なハードカバーの本を頂戴した。[注121]その「ごあいさつ」の中で「ほほえみは世界共通です。人類だけの貴重な表現です。しかし、やさしくて難しいのも微笑です。微笑に包まれた分だけ人生の勝利を得ます」として、赤ちゃんの微笑や老若男女の微笑の顔写真を集めて編集し、文学作品、古典や聖書での微笑の表現、モナリザに代表される絵画での微笑表現、能面、仏像のアルカイック・スマイルの写真と解説を載せている。さらには、「笑い」に関連した動詞や形容動詞、名詞や笑い表現のオノマトペを編集し、最後に、「世界の共通語ほほえみを訳せば『愛しています』です」と結んでいる。まさに私自身が研究生活の中で笑いの本質についての考えを巡らす中で会えた貴重な本ということができる。このような類書は見あたらないとしている。一時、私も微笑や笑いの顔写真、仏像のアルカイック・スマイルの写真などを収集していたことがある。また無数の歌詞の中にある笑いや微笑の表現について少し研究した。文学や歌詞の中ではその表現は無限に近いと思った記憶がある。微笑の表情はモナリザの微笑のようにかなり意図的に作ることが可能であるが、笑いはそれを意図的に長く持続させることがむずかしく、かなりの努力を要するはずである。

日本語では、笑いの表現として馬鹿笑い、ゲラゲラ笑い、クスクス笑い、ニヤニヤ笑い、など非常に多くの笑いかたとその表現の仕方がある。この擬音語はオノマトペという。日本語の笑い表現に擬音語が多い背景には、日本語には笑いの質を表現する形容詞や動詞が少ないために、笑いの多様性を言葉で表現するために、擬音がそのまま言葉になったということのようである。ハハハ、ゲラゲラ、クスクス、ウフフ、ケラケラ笑いなどはその良い例で、また擬態語もニヤニヤ、ニタニタなどが採り入れられている。しかし、この多様性は英語でも同様で、たくさんの言葉が当てはめられているのは必然的なことかも知れない。人間独特なものと理解できる。また、個人個人が個性豊かな笑いかたをもっていて、いつも同じ笑いかたで笑う。笑いかたのステレオタイプといわれる。笑いの表現は、一見

120　葛西文夫「おかしさ発生のしくみ」笑い学研究4号一九九七年.
121　布村東三「世界の共通語『微笑』」（非売品）二〇〇五年.

複雑そうでも単純で、笑いかたは生まれつき決まっている個性そのものである。

笑いの神経経路ではドーパミン経路が働いて、笑いの情動として愉しさとともにドーパミン（神経伝達物質の一つ）の放出が起きて脳が脱抑制（感情などを抑えることができなくなる状態）されるという。[注98] パーキンソン病はドーパミン神経の脱落が病因とされており、その患者では表情も乏しくなるが、ドーパミン経路の障害と重なっている可能性がある。

脳の電気刺激の研究によると、刺激が弱いと微笑になって、強い刺激の場合に笑いになると報告されているので、笑いを誘発する刺激の強さが、笑いの強さに影響することを意味している可能性がある。また、視床下部過誤腫の笑い発作でも微笑になったり笑いになったり笑いが出そうな程度で終わったりといろいろな程度差が認められ、発作の強さが関係している可能性が考察されている。しかし、情動的な笑いの場合に、情動体験の差がどのようにして笑い表現の質的差である微笑あるいは笑いになるのかはわかっていない。

一方、反応性の笑いは、生後4ヵ月頃から年齢と共に、学習という要素が加わって変化するのが特徴である。ただ反応するだけではなく、記憶と照合しておもしろいかどうかを脳が判定するため、この作業には知性が必要でワーキングメモリー（作業記憶）に関係する前頭前野というところが主として仕事をする。また、情動記憶との照合も必要になり、扁桃体とのネットワークが機能する。これらは生後の発育に応じて脳の発達と共に獲得する新しい仕事であるので、後天的な笑いである。成長とともに社会環境の影響を受けて笑いの閾値も変化するといわれている。この反応性の笑いは通常声の出る大きな笑いで、声の出し方もかなり個性があるが、これは顔や声が両親と似ているのと同じで遺伝的要素が強い。

三．笑いの個体発生と系統発生

エリック・スマジャが、その著書のなかで笑いの個体発生と系統発生について詳しく論じていて実に興味深い〔注1〕。彼の著書以外には、笑いの個体発生や系統発生について詳しく論じたものがないので、重要と思われる部分を引用して紹介する。

「顔の表情筋は生まれたときから完璧に機能しており、幼い子供でも早くから大人そっくりの表情をすることがあるという。生後4～6か月には触覚＝運動による刺激と聴覚による刺激があいついで有効になるという。この刺激的状況下で赤ちゃんは受動的態度から能動的態度へと次第に変わってゆき、『先を見越した笑い』を発信して同じことを繰り返そうとする。二年目には、一種の自動興奮が確認されて、笑えるような刺激的状況を自分で作り出す。」

スマジャが「顔の表情筋は生まれたときから完璧に機能している」と書いているように生下時から大脳辺縁系が完璧に働いていることを意味している。前述したように、前部帯状回の働きによって表情筋の筋緊張が制御され、成長し髄鞘化の完成と共に補足運動野が機能して表情保持のシステムとして完成するという個体発生を示すと私は考えている。

スマジャはまた「乳幼児の笑いが緊張／弛緩システムの発達に組み込まれるなら、この笑いは快／不快システムの発達にも組み込まれる。それゆえ子供の笑いからは、笑い＝遊び、笑い＝ユーモア、笑い＝突飛さ、笑い＝恐怖、笑い＝安心感、笑い＝楽しさといった関係が立証可能となる。笑い＝遊びという関係は、幼い霊長類にも成長した霊長類にもはっきりとみられる。」と述べている。「笑いの個体発生は、本能的行動の発達（遺伝的にプログラミングされた行動発達、運動パターン）が表れると、神経、認識機能、情動的心理過程に関わる内的要因と笑いを誘発する外的要因が遺伝子型と環境から決定される生物の形態的、生理的性質の表現型レベルでのそっくりそのまま表面化する。」また、「笑いの運動中枢プログラムは遺伝的に決定されており、脳の成熟とともに実行され、子供が属する特定の文化・社会的集団を見習うことで、笑いが経験的に作られてゆく。」と笑いの個体発生を論じている。

「顔による誇示行動のための筋肉の組み合わせは霊長類以外では食肉目（イヌ科、ネコ科）や奇蹄目（ウマ科）などでしか発達していないという。人類への進化の段階で複雑化し密になった筋肉によって豊かな表情が作り出せるようになった。」

「笑いと微笑は、強さが異なる二種類の表現とされるが、系統発生的には別々の起源をもち、質的に異なった動機に呼応している」と述べ、霊長類における「緊張が解けて口を開けた顔つき」と「無言のまま歯をむき出した顔つき」が、「笑い」と「微笑」に進化したと見ているのが大変興味深い。スマジャが個体発生として先天的な微笑と後天的な笑いに分けて考察しているが、機能解剖学的にも二段階の個体発生を示すのは前述の通りである。

表情運動に関して前出の平山〔注99〕は、表情運動は人間で最も発達した機能で随意運動より系統発生的に新しいと述べている。他の霊長類にも表情運動があり、笑いは系統発生的に新しい機能であることは間違いない。しかし個体発生的には、表情運動や微笑も笑いも大脳辺縁系に由来するもので、生まれつき完成している脳機能で、随意運動より古いということができる。哺乳類より下等な生物にも辺縁系が存在するといわれており、表情運動や笑いが系統発生や個体発生でどのように獲得された機能なのか、さらなる検討の余地を残している。単なる表情運動よりも新生児期から乳児期への成長過程で微笑から笑いへの個体発生的な機能的発達の確立が、系統発生的にみて最高位の脳機能として位置づけられるのではないだろうか。しかし、微笑も笑いもその基本的リズムは大脳辺縁回路で作られることは事実であり、さらに、表情筋の筋緊張や情動的調節を大脳辺縁系の前部帯状回が生下時より働き、成長とともに新皮質系である補足運動野と前頭前野が後天的に機能するという個体発生的な二段階支配を有している機能分担のしくみがあることを重要な事実として再確認してほしい。

四．笑いの原因

いろいろな原因で笑いを生じる。笑いを誘発する原因にはいろいろな外的誘因や脳の器質的病気が原因のこと、心の問題が引き起こすもの、薬物中毒など様々なものがあげられている。しかし、病的な笑いについてはすでにたくさん論じてきたので、ここでは自然に起こる情動的な笑いについてみていきたい。

たとえば、漫画をみておもしろくて笑う。落語や漫才を聞いておかしくて笑う。また、足を誰かにくすぐられると笑う。自分で足のくすぐりをやってもたいていは笑わない。自分でやるのは情動刺激にならないからであるという。他にもいろいろあると思う。

図5．1で確認してほしいが、笑いを生み出すいろいろな感覚刺激は、それぞれの刺激に応じて決められた大脳皮質の一次感覚野にまず入る。一次感覚野に入った刺激は一次処理がなされて神経情報に変換される。漫画を見ると目からの刺激は後頭葉の一次視覚野（V1）に入力される。落語を聞くと、耳から入る刺激は側頭葉の一次聴覚野（A1）にまず入る。足をくすぐられた刺激は頭頂葉の一次体性感覚野（S1）に入る。足のくすぐりの場合、一次体性感覚野（S1）に伝えられた足の感覚は二次体性感覚野（S2）を経

由して頭頂連合野に集中して伝えられると考えられている。いろいろな感覚情報が頭頂連合野に集められ感覚それぞれの要素が統合処理されて、頭頂連合野から前頭前野に神経伝達されると、落語の内容や漫画の内容、くすぐりが過去の学習・記憶情報と照合して愉しいとかおもしろいという判定が行われて情動体験として扁桃体に伝えられ、笑いをひき出すと考えられている。自分で自分の足をくすぐっても、前頭前野はおかしいと判断しないために笑わないといわれている。有田は、くすぐり実験から後天的な笑いの場合でも笑いを誘発する脳の中心的な場所を前部帯状回であるとし、この部位が大脳辺縁系の一部として情動体験を担当していると述べている〔注98〕。前頭前野や前部帯状回は密な連絡がある扁桃体に情動の情報を伝え、笑いの情動を生ずると考える。前部帯状回は大脳辺縁系と新皮質系を相互に連絡させる中継所であり、扁桃体が主たる情動センターであることは間違いない。しかし、有田の説でも扁桃体から先の経路については不明とされ、顔面神経核までの神経連絡路がわかっていなかった。それで、私は情動センターである扁桃体と出力センターである脳幹を結ぶ不明の連絡路を笑いのミッシングリンクと名付け、笑いの運動を作り出す自動運動の中枢として中枢性パターン発生器である視床背内側核というミッシングリンクを探し当てたことをすでに述べた。

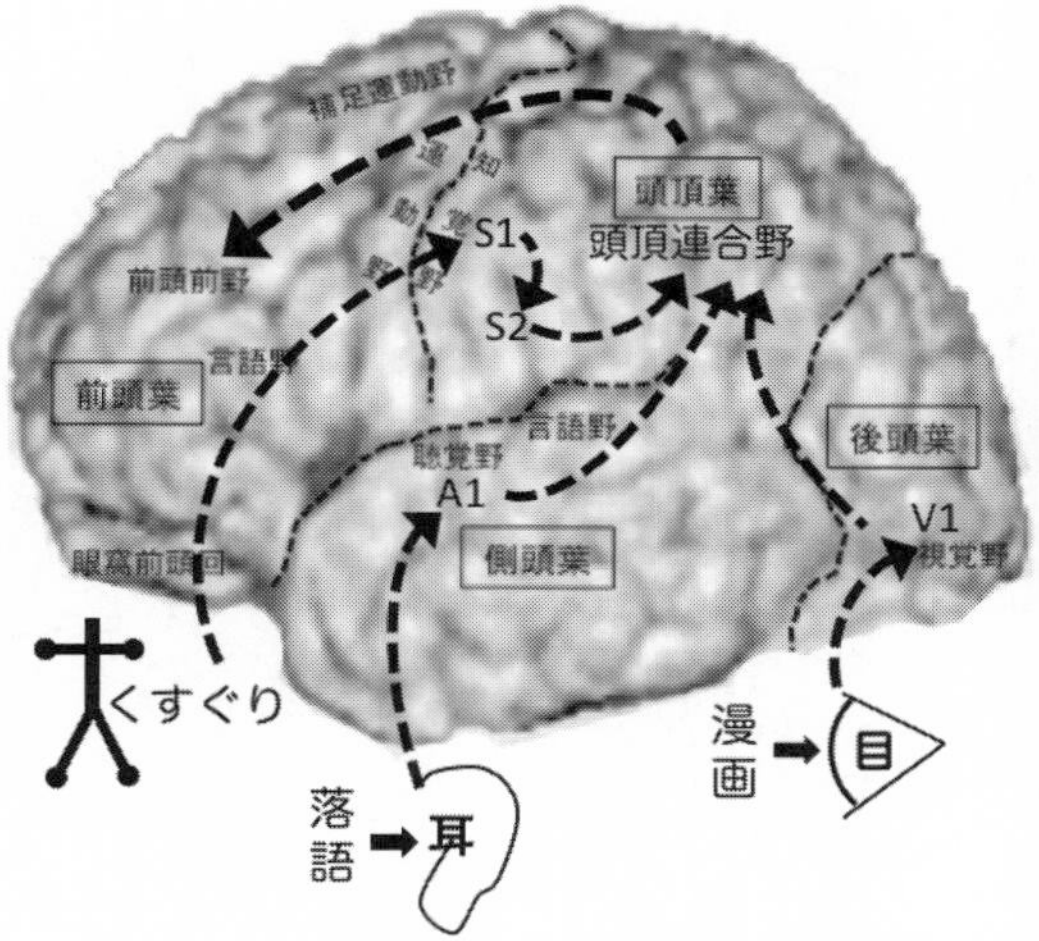

図５．１　笑いの原因としての感覚刺激と感覚統合

笑いの原因となる感覚刺激はそれぞれの一次感覚野に入った後、感覚情報が頭頂連合野に集められ、統合処理されて前頭前野に伝達され、情動閾値を超えた場合に情動記憶との照合によりおもしろいという情動を発動することが妥当であるかを判定されて扁桃体に出力されると考えられる。乳児では、前頭前野がまだ未成熟なために辺縁系に属する前部帯状回が情動情報を仲介して扁桃体を刺激して微笑を誘発すると考えられる。

五．おかしさだけで笑うわけではない

おもしろいから笑うというのは正しくないようだ。おかしさだけで笑うわけではないことの事例を示そう。テレビを見ていたら、戦場カメラマンが、目の前で父親を殺された子どもたちの笑顔を撮影していた。その場合はなぜ笑うのか。悲しくても笑ってしまうということだろう。笑うことでしか、怖さやつらさに勝てるものはないのかも知れない。スマジャが笑い＝恐怖との関係について書いていた。そういう点で、笑いの強さは死の恐怖にさえ勝つのではないかと思うし、武器にも勝るものであろう。笑うことで人は強くなれるように思う。

アレン・クラインが「笑いの治癒力Ⅱ、ユーモアと死と癒し」のなかで、死別の悲嘆と笑いの関係についての研究を紹介している。〔注122〕それによれば、大笑いや笑顔で過ごすことを心がけた人ほど、悲しみにおぼれることが少なく、悲嘆をすみやかに乗り越えられる。笑いは気持ちを切りかえ、喪失による苦悶から抜け出させる力があるということがわかったという。

笑える状況にはほど遠い苦痛、悲しみや怒りを連想させる状況で「ネガティブな感情」

を覆い隠すために笑うことがあることを前出のエリック・スマジャが笑いの病理学として取り上げている。死に対する不安の払拭もあると述べているが、戦場での笑いはその表れでないかと思う。

脳の病気ではおかしさがなくても笑うことがあり、それが病的な笑いである。その場合、悲しい場面でも突然笑い出してしまう。笑い発作というてんかん発作や強迫笑いという脳障害に伴う病的な笑いは、通常おかしさや愉しさを伴わない笑いであり自分ではその笑いを止めることができない。一方、普通の笑いは意識的に終わらせることができる。

六．脳はなぜ笑うのか

ノーマン・カズンズという有名なジャーナリストが、「笑いと治癒力[注118]」という本の中で、意識的に笑うことで膠原病という難病による頑固な痛みを克服したという事実は笑いの可

122　アレン・クライン「笑いの治癒力Ⅱ、ユーモアと死と癒し」片山陽子訳、創元社．二〇〇一年．

能性を教えてくれる。

カズンズは、「効果はてきめんだった。ありがたいことに、10分間腹をかかえて笑うと、少なくとも2時間は痛みを感ぜずに眠れるという効き目があった。笑いの鎮痛効果が薄らいでくると、（中略・同じことを繰り返すと）もう一度しばらく痛みを感ぜずにいられることが多かった。」と書いている。

オックスフォード大学から、大きく笑うとエンドルフィンという神経ペプチドが放出されて、鎮痛作用と多幸感をもたらすという報告があった。〔注123〕コメディーを十五分間見るだけで、痛みを感じる閾値が平均で10％上昇することを突き止めたという。また、人間は一人でいるときより誰かといるときの方が30倍多く笑うこともわかったそうである。鎮痛効果に重要なのは大笑いそのもので、快感や満足感ではなく、上品なクスクス笑いでは駄目だということもわかったという。カズンズが実践したように腹を抱えて大笑いする方法がよいことを支持している。

一方、カズンズの本の解説で、前出の小林は「笑いによる治癒力」＝「人を生きるよろこび一杯の状態にする」ことだと結論づけている。さらに、次のようなコメントは大変興味深い。「笑いは、何らかの理由で高められていた心の緊張が、笑いを起こすような知性や感性の情報によって、高等の精神機能とリンクしている笑いのプログラムが働いて、突然解除され、それを傍観して理解することが出来る心のプログラムも働いて、笑いが起こると説明される。起こった緊張の解除が、期待と結末との間に違和感をのこして安心に向かうとき、笑いのプログラムはフル回転して、声を出して笑ったり爆笑したりするようになるのであろう」と述べている。

有田〔注98〕も、「笑いはストレスからの解放と結びついている。視床下部、下垂体、副腎皮質によるストレス反応の経路が笑うことによって抑制され、自律神経のバランスが副交感神経側にシフトする」と述べている。笑いがストレスを軽減し、精神的な緊張（交感神経優位な状態）を緩和するとみているのである。

茂木〔注3〕も「笑いは脳を脱抑制させ脳を活性化させる効果がある」と述べている。

「なぜ笑うのか?」という疑問に対して、著名な脳科学者が異口同音に笑いによる「心

---

123 Dunbar RIl, Baron R, Frangou A, Pearce E, van Leeuwen EJ, Stow J, Partridge G, MacDonald I, Barra V, van Vugt M. Social laughter is correlated with an elevated pain threshold. Proc Biol Sci. 2012;279(1731):1161-7.

の解放」が重要であることを説明していることが興味深い点である。その解放の程度が笑いの大きさや強さになって表れるということだと思う。「心の解放は人の救い」であると表現している人もいる。笑いも救いに通じると思う。

アメリカの心理学者で哲学者のウィリアム・ジェームス（一八四二年—一九一〇年）は、「愉しいから笑うのではなく、笑うから愉しいのだ。」という言葉を遺しているといい、「どちらが先なのか」「なぜ笑うのか」の命題はまだ未解決のように思う。ノーマン・カズンズの例を思い出して欲しい。

意図的に笑うことが、脳に良好な反応をもたらすことはなぜなのか?

私は次のように考える。笑いの回路は情動回路である基底外側辺縁回路であることは、すでに何度も論じた。回路では、まさに情動の情報が回るのである。意図的に笑っているうちに、自動的な笑いの回路が起動され、それにつられるように笑いの情動がこの回路を回り始めると、どんどん閾値は下がって回路内を易々と巡るようになると思われる。これがさらにヤコブレフ回路全体に及び、情動の閾値が低下するにつれて前頭前野は脱抑制が生じるはずである。私は、笑いが先か情動が先かという問題は重要ではないと思っている。辺縁回路の中ではどちらが先か後かは関係なく回ってしまうために、愉しいから笑うのであり、笑うから愉しいのである。回路であるから笑いが先で快感が後になることもあり得ると思う。陸上競技場のトラックのようなものが回路であるが、スタートとゴールを設定しなければ、回路の中ではどちらが先行しているということはいえなくなる。前出のノーマン・カズンズが膠原病の痛みを軽減するために意識的に笑っていたら痛みや苦しみが抑えられたという事実は、笑いの運動が回路を周り回って扁桃体を刺激して快感を生み出したと考えると理解できることである。この事例を大いに臨床応用すべきであろう。脳は反応的であれ意図的であれ、笑いによる脱抑制によって身体機能の正常化の方向に向かって中枢性の制御回路を働かせるシステムを体験的学習によって獲得したのであろう。最近話題の笑いヨガも同じような効果をねらったものであろうと推察している。

第三章でも泣き発作と笑い発作がほぼ同一の脳内ネットワークで形成される可能性が高いことをとりあげた。アレン・クラインは「笑いの治癒力」〔注124〕で「笑うことと泣くことはよく似ている。同じことが原因という場合もあるし、見た目も音声も似ている。共通の作用もたくさんある。（中略）大きな違いが一つある。それは笑うことは苦しみを乗り越える

124　アレン・クライン「笑いの治癒力」片山陽子訳、第一版、創元社．二〇〇五年．

のを助けてくれるが、泣いてもそうはいかないということだ」と述べている。戦場で笑う子どもたちのことを思い出す。死という悲しみを乗り越えるための笑いだったのだと気づくはずである。泣いてもだめであるが、笑うことで解決される悲しみや苦しみがたくさんある。意識的に笑うようにすることで愉しく豊かな人生が送れると思う。

七．笑いを分解する

笑い発作の分析で、笑いの脳内ネットワークが見えてきた。笑いを起動するのは、情動センターである扁桃体であり、笑い運動のエンジン部分は中枢性パターン発生器である視床背内側核であることを理解できたと思う。しかし、扁桃体を作動させるためには、前頭前野で情動的体験の内容に対する分析と評価が必要である。どのようなことが行われているのだろうか。私が読んで大きな影響を受けたクリストファー・スタイナー「アルゴリズムが世界を支配する」〔注125〕から考察すると、前頭前野での笑いの情動の分析・評価もアルゴリズムに則って行われているように思える。ＡＩやディープラーニングに見られるように、膨大な情報量に対して多層的に一定のアルゴリズムに基づいて前頭前野は素早く判断して扁桃体を笑う方向に導いていると考える。脳では、一方向性のディープラーニングよりも双方向性のベージアン・ネットワークシステムによって分析がされているともいわれている。私の研究した笑い発作は情動を伴わなかったため情動に関する詳細について私には語ることができない。いつか、情動モデルのようなものが出てくるのではないかと思っている。

情動の解析方法もおそらく生得的な機能の上に後天的に獲得された情動記憶に照らし合わせていろいろなファクターを分析していると思う。前出の小野の本〔注85〕では、扁桃体でも情動の分析を行っていると述べられている。しかし、これまで情動のアルゴリズムや笑いのアルゴリズムについて報告されたものがない。そのため、非常に多様で複雑な笑いの要素を一つ一つ分解して考えてみることにした。アルゴリズムの研究に参考になるかも知れない。少し脱線してみよう。

125 クリストファー・スタイナー「アルゴリズムが世界を支配する」永峰涼訳、角川書店．二〇一三年．

七・一・笑い情動の誘発

笑いを誘発する刺激にはいろいろな種類がある。愛情や親しさを伴った家族間や友人同士の会話、落語、漫画、くすぐりなど笑いを誘発する情動的刺激が笑いの誘因になる。また、笑い声を聞いたり笑い表情をみたりしているだけでも笑いを誘うことがあることも指摘されている。どのような情動体験によってどのような笑いが誘発されるかについて考えてみたい。どうして微笑になったり大笑いになったりするのであろうか。脳の電気刺激の研究によると、刺激が弱いと微笑になって、強い刺激の場合に笑いになるといい〔注110〕、笑いを誘発する刺激の強さが、笑いの強さに影響するという意味にとれる。しかし、情動体験の差がどのように笑い表現の質的差になるのかはわからない。笑いの強さを調節する働きは、おそらく情動の強さの閾値や、この研究で明らかになった前部帯状回や補足運動野の促通的な神経調節機能(ニューロモジュレーション)の働きに依存している可能性がある。

乳児期の情動形成では、おそらく前部帯状回が機能的役割を担っている。両親や家族の認知によって誘発される情動がこの時期の笑い(微笑)を引き起こす。新皮質が成熟して正常に機能するようになると、一次的な情動体験の情報が前頭前野のワーキングメモリー(作業記憶、理解や学習のために一時的に保存される記憶の引出し)と照合されることで、笑うか笑わないかを判断しているといわれ、その情報が扁桃体に送られて笑いの快感を感じる。その後に、笑いという表情の変化や自動運動が基底外側辺縁回路のなかで一連の働きとして機能する。しかし、笑いのエンジンである視床背内側核に対してアクセル的な役割をしているのは、情動センターである扁桃体やモジュレータ機能を持った前部帯状回・補足運動野であるはずである。したがって前頭前野も含めた情動回路全体で情動の強さが評価されて笑いのエンジンを制御していると考えられる。

認知神経科学の世界的な第一人者として有名なアントニオ・ダマシオの「感じる脳」[注126]では、情動を誘発するためには、鍵と錠前が合致するという言葉を用いて説明している。つまり、ある情動センターで特定の形の神経信号に対して鍵と錠前が合致したときに活性化して他の脳領域に信号を発し、一連の事象が生じて情動となるというもので、それは免疫反応の抗原抗体反応に似ていて抗原は感覚システムで抗体は情動反応であり、情動誘発部位として扁桃体や前頭前野・腹側内側部、補足運動野、前部帯状回などを挙げている。何

126 アントニオ・ダマシオ「Looking for Spinoza（邦訳：感じる脳）」田中三彦訳、ダイヤモンド社、二〇〇三年.

れも情動そのものを生み出すわけではなく、情動が生じるには前脳基底、視床下部、脳幹核に次なる活動を引き起こすことが必要であるとしていて、いくつかの部位の協調的参加により生じるものであるという基本的な脳のシステムに通じる考えを披露しているが、情動誘発部位の代表格は扁桃体であることを彼の本でも明確にしている。彼の表現を借りるならば、大脳辺縁系や、脳幹を含めた笑いのネットワークそのものが情動活動を担っているということができると思う。情動センターは扁桃体であるが、情動誘発の前段階で重要な役割を担うのが前頭前野と前部帯状回であり両者の役割については次章で詳しく解説する。

七.二.愉しさの情動

情動を誘発する刺激や閾値について論じたが、笑いに伴って愉しさを感じるという情動のしくみを理解しなければならない。

ダマシオは、狭義の情動と定義するよろこびや悲しみはある特有の身体的パターンを形成する化学的、神経的な反応の複雑な集まりで、反応は自動的であるという。彼の作業仮説を、「笑い」に限定して改変すると、「特定の情動（おかしさ）を誘発しうる刺激に対しては、脳が一連の決まった作用（笑い）で反応するようになっている。進化で定められているものもあれば、学習したものも含まれている。それが、『笑い』という狭義の身体の一時的な状態変化であり、脳構造の一時的変化である。これらの反応の最終的帰結は直接的あるいは間接的に、人間を生存と幸福に通ずる環境に置くことである。」と明解である。「愉しさ」は笑いを、「悲しさ」は泣きを一義的に誘発するということであろう。また、情動は新生児にも存在するという。背景的情動、基本的情動や社会的情動など情動の階層的な構造があるが、情動は身体的劇場で演じられる身体的行動を伴って、可視的である。一方で感情は心の劇場で演じられるため外からはわかりにくい原因になっているという。情動と感情に生物進化があり、情動は進化的には原生生物にも存在するが、感情は高等動物にしかなく感情形成には進化が必要であるとしている。しかし、ダマシオでも、笑いを作り出す脳のしくみを解明しきれていないと思う。彼は、「笑いの運動パターンを生み出すのは脳幹核である」という結論を述べている。前脳基底部（側坐核）、視床下部の核、脳幹被蓋部の核、さらに顔、舌、咽頭、喉頭の動きをコントロールしている脳幹核が情動行動の最終的な実行部位であるとしているが、具体的な解剖学的ネットワークに関しては言及していない。私は彼の結論よりももっと踏みこんだ笑いの証拠を手にした。本書を読み進んできた読者にはすでにお解りであると思う。発作時SPECTを用いて笑い発作の症候発現部位についての研究を始めた頃は、作業仮説として情動センターである扁桃核と関連性の高い側坐核の関与を疑っていたが、視床背内側核を含む基底外側辺縁回路の関与が明らかになった。笑い発作は快の情動を伴わない発作であったから扁桃体も側坐核も関与がなかっただけと解釈できるし、逆にそれが笑いの運動部分に特化して研究できる幸運に繋がった。笑いの情動を作るのは扁桃体で、笑いの自動運動パターンを生み出すのは視床背内側核であり、悲しさの情動が余程強くなければ笑いの自動運動を生じうるという情動サイドにおける「愉しさ＝笑い」の優位性も伺える。

七．三．笑いの閾値

笑いの閾値とは、ある情動刺激を加えたとき笑いが始まる最小の刺激レベルを意味するものである。情動刺激に対して笑うかどうかはその人次第である。閾値が低ければ何にでもすぐ笑う。落語を聞いて面白くて私が笑っても、全然笑わない人もいる。これは情動の閾値の差で、そのような人は閾値が高いのである。閾値は、刺激の強さと頻度に影響を受ける。弱い刺激でも、高頻度の刺激が続けば増強されて閾値を超える。笑いは、まず情動的な快感を感じてから笑い表情が生じると考えられ、笑いの閾値はすなわち情動の閾値を示すことになる。前頭前野や前部帯状回で情動の仕分けが行われて過去の経験や記憶と照らし合わされ、笑いの要素を分析して笑おうということになると扁桃体に伝えられる。情動は、扁桃体がセンターとして大きな役割を果たしている。快感は情動の中の一つで扁桃体が感じる情動である。笑いの閾値が低い人（笑いやすい人）は一般に情動全般の閾値も低い人が多いのではないかと思う。閾値は、個人個人が生まれつき持っている遺伝的要素の強い脳の働きだと思うが、後天的な部分もある。体験に基づく記憶の強さや、前頭前野の機能的感受性の強弱や扁桃体の機能の程度が笑いの閾値をコントロールしている。最近話題になるPTSD（心的外傷後ストレス障害）にも扁桃体が関与するらしい。一方でダマシオは、強迫笑いの経験から笑いの閾値を調節しているのは小脳としているが、私は小脳を笑い運動の抑制的なモジュレータと考えており、小脳が障害されると抑制がとれて強迫笑いが出現すると考えている。

七．四．笑い音痴と笑い上戸

三谷幸喜は、

「笑いのセンスは生まれつきのもので、運動音痴や方向音痴と一緒で、笑い音痴という人がいる。（中略）　笑いに関して天性の才能・間がある。どの程度間を開ければ一番おもしろく聞こえるか。それが『間』である。名コメディアンたちは最高の『間』で笑いをとっている。」と書いている（三谷幸喜のありふれた生活６３２）。

スマジャも、「突飛さを突然認識すること」「過度の期待が不意に消滅すること」が笑いの出現に関係すると述べている。笑いの誘発には「間」が大事であるということであろう。大半の人がおかしいと感じて笑う場面でも、笑わない人のことを「笑い音痴」といい、前述の笑いの閾値が高いような状態を表現していると思う。情動反応が全般的に鈍い可能性もある。三谷は、舞台やテレビや映画でも「間」がとれる才能を絶賛しているが、この場合の「間」は、笑いを誘発する仕掛けに時間的なズレあるいは遅れを用意することで、おかしさが倍増するというコメディアンたちの意図的な工夫らしい。前頭前野や扁桃体の情動記憶の回路にフェイントをかけることによって、情動の判定に時間をかけて突然さを増強することにより笑いの反応を強める効果があるのかも知れない。前頭前野や扁桃体の情動記憶は、刺激の強さだけでなく時間的な判断のほうにより強く反応することを物語っているように思う。

笑い上戸の本来の意味は、酒に酔ったときに出る癖として笑い続けることをいう言葉であるが、転じて何にでも笑って、笑い始めると笑い続けることを「笑い上戸」という。笑い閾値が低くて、たわいのないことにすぐに笑ってしまう状態である。誰かが笑い始めると、つられてすぐに笑ってしまって、なかなか自分で止めることができない。笑いが伝染するという人もいる。笑い音痴とは逆の現象である。これも先天的要因が強いものだと思う。自分で笑いをコントロールできないことが似ているかも知れないが、笑い発作を笑い上戸と誤解していた患者もいた。しかし、根本的に違うのは愉しい感覚があるかどうかで、笑い上戸には多くの場合愉しさがあるが、笑い発作には愉しさがないことが多い。

七.五.笑いの強さ

微笑になるか、笑い声を伴う笑いになるかという笑いの強さは、刺激の程度あるいは情動閾値に左右される。情動刺激は、一つ一つの強さとそれが繰り返される頻度や、全体としての刺激の持続時間が総和として刺激の強さということになる。笑いの持続にも、刺激の程度あるいは情動の持続が影響していると思う。声を伴う場合は、声のエネルギーが笑いの強さを表すことが多い。情動の強さが笑いの強さに反映されることは当然であるが、笑い声の大きさにも同様に情動の強さが反映され、表情の大きな変化と笑い声の大きさに個性が加わった強い笑い表現になる。家族間で表情が似れば声が似るのは当然といわざるを得ない。情動的で自然に起こる笑いであるからである。爆笑という表現もあるが、笑いの強さがおかしさや愉しさの感じかたの質的な差であるのか、感じかたの強さに差があるために笑いという表現に差が出るのか、まだ解明されていない。また、情動刺激がないのに無理に笑おうと意図する場合、その強さを調節することは簡単ではなく、かなり不自然な笑いにならざるをえないのはこれまでの議論から理解できる。

七.六.笑い声

笑い声の大きさは笑いの強さを反映するが、遺伝的要素もある。ステレオタイプな声の出し方は生まれつきの要素が大きく、遺伝的で個人の識別ができる。笑い声は、笑いの表情とは別の呼吸や発声に働く後疑核からの舌咽神経や迷走神経が働き、話し言葉と異なる爆発性が必要である。大きく息を吸って急に吐き出すという独立したシステムが息継ぎをコントロールして笑い声が出せる。このシステムも遺伝的で新生児の泣き方は生まれつき完成しているので、出生と同時に「オギャーオギャー」と大声で泣けるのである。チンパンジーは笑いコントロールができないために、人間のような笑いかたができないとされている。人間では、呼吸や発声の調節を二足歩行の完成と関連づけているらしいが、まだ不明なことが多い。笑い声を出す場合、息を吸って吐き出すという通常の呼吸よりも大きくて急速な運動を伴う必要がある。通常の会話よりは声が大きくなるが、笑い声を出すためには横隔膜を急速に運動させてその呼気によって声帯を大きく震わせて笑い声を作っている。息を吐き出す呼気音だけではなく吸気の時に合わせて笑い声を出しているタレントもいる。

関西大学の研究チーム（木村洋二教授）は、笑いのエネルギーは横隔膜に反映されるという学説に基づいて、「笑い測定機」を開発し、筋電図を解析して横隔膜の動きを「aH」という単位で数値化した。笑いを想像させて笑いの単位にはふさわしいように思う。

七．七．笑いの個性

一般的に一人の人がいろいろな笑いかたを使い分けているということはほとんどなく、無意識的にいつも同じステレオタイプの笑いをする。それぞれ笑いの個性をもっていて、家族やテレビでみるタレントの笑いかたにもみな個性がある。笑いの個性は個人を識別するために重要であるが、もちろん顔貌や表情に依存して家族間では笑いかたがよく似る。やはり遺伝的な要素が強いと考えられる。ある程度大人になってからはその笑いの個性はほぼ一定しているように見える。笑いかただけで個人を特定できる場合が多い。笑いは、遺伝的にプログラミングされた中枢性パターン発生器で作られるその人の古典的機能であるから、強い個性としての表現である。笑いは自然に出るもので、考えてコントロールしながら笑うわけではない。前述のように中枢性のパターン発生器は感覚入力を必要としないし、比較的単純な回路であり、情動刺激によって中枢性パターン発生器である視床背内側核が起動すれば、随意性とは無関係に自動的に笑いのリズム運動が生じる。この自動的笑い運動が個性を持っていて、笑うときに働く神経回路がいつも同じであるということを意味する。随意性に関与する大脳の一次運動野が関与しないために、生来備わった辺縁系回路で自動パターンが作られることにより笑いの繰り返し運動が行われていることの裏返しである。顔表情はたくさんの表情筋によって複雑な運動ができるように作られているが、それぞれの表情筋を個別に制御するのではなく、おそらく先天的に表情筋のグループ毎に制御していてパターン化された笑い表情が作られると考えられる。いつも常同的（ステレオタイプ）な笑いになるのはそのためであろう。やはり先天的に完成している表情筋の構造と笑いを作るしくみがあるために無意識のうちにそれぞれの個性を示すのである。

七．八．笑い表情の対称性

笑い表情は左右対称である。笑いの左右同期性は瞬目反射（まばたき反射）と同様に脳幹網様体が働いていると考えられる。顔の上半分は両側支配とされ左右の同期性が高い。また顔全体で笑うかというと微笑は目で笑うという表現をする。一方、声を出して笑うときには口の周囲の顔の下半分を主体とした表情の変化が大きいのが特徴である。顔の下半分は反対側支配であるが情動的笑いにおいては左右差を生じない。笑い発作の場合も、基本的には片側からのてんかん伝播であるが脳幹網様体を介して両側の顔面神経核が働いて対称的な笑いになるはずである。笑い表情に非対称が生じる場合は病的なことを疑う必要があり、前章で笑い発作の非対称について考察した。笑い発作以外の表情の非対称に顔面麻痺と顔面けいれんがあることをすでに述べた。中枢性の顔面麻痺はそれほど目立たない。末梢性の顔面麻痺や顔面けいれんは片側の顔面神経の異常で非対称が非常に目立つために気づかれ易い。

笑い声にも口や声帯の対称的構造の要素に加えて口の対称的運動そのものが重要であ

る。スマジャによれば、系統発生的にみても口周囲の運動が笑いと関連するという。遺伝的要因が大きく関係して個人の顔貌や表情変化がそれぞれの個性を表すと同時に笑いの個性と結びついている。自然な笑いは不随意的で自動的な顔の情動的表情運動であり、その左右対称性は随意的運動でないことの証明でもある。

この章では、自然の笑いについていろいろな面から改めて考察を試みた。少しは笑いの本質に迫れたのではないかと考えている。次の章で本書のまとめをする。

第五章のまとめ

1. 笑いには表情だけの微笑と笑い声を伴う笑いがある。
2. 微笑は生後5週頃に、笑いは生後4ヵ月頃に発達する。
3. 笑いを誘発する刺激の強さが笑いの情動と笑いの強さに反映される。
4. おかしさだけで笑うわけではなく、悲しさや恐怖を乗り越えるために笑うことがある。
5. 意識的な大笑いは鎮痛作用や多幸感を生み出し、脳や身体にいろいろな効用をもたらす。

6. 笑いはストレスを軽減して脳を活性化し、意図的に笑うことで快感を誘発する。

7. 笑いの情動の誘発には笑いの個体発生が関係し、乳児では前部帯状回が成長後は前頭前野で起動され扁桃体で笑いの情動が作られる。

8. 笑いの閾値には個人差があり笑い音痴と笑い上戸がみられる。

9. 笑いの強さは笑い声に反映されて笑いの個性を生み出し、笑い表情や笑い声には遺伝的要素が強く反映される。

10. 笑いは基本的に左右対称であるが病的状態では左右非対称になることがある。

第六章　笑いを作る脳のしくみ

私は、笑い発作を研究して、笑い発作のしくみや表情筋の制御のしくみを解明した。さらに、笑い発作と自然な笑いが、同じ神経ネットワークを共有している可能性も究めた。いろいろな笑いは、脳がいろいろな部分を動員して脳自身が笑うというしくみを生まれつきもっていることを明らかにした。この章では、笑い発作の研究から得られた笑いを作る脳のしくみを情動的な笑いを作るしくみに当てはめて、情動的な笑いを作る脳のしくみの謎を解き明かし、笑いの神経ネットワークの仮説を提起して、最終的なまとめをしたいと思う。

笑いを作るしくみの中核は、辺縁脳が担っていることが明らかになった。これまでたくさん引用させてもらったスマジャやダマシオの本をいくら読んでも、大脳辺縁系のことは書かれていなかった。二人とも、脳幹が笑いの運動プログラムを担っていると考察していた。しかし、脳幹は単純な顔運動の出力機能のみを有しており、笑いの律動的パターン運動を生じる中枢性パターン発生器の機能はないことをすでに述べてきたので、思い出していただけると思う。笑いの中核を担っている辺縁脳は、生まれつき完成している脳であり、笑い発作あるいは微笑が新生児や乳児にも認められる事実と符合する。笑いは、いつも同じ笑いかた（ステレオタイプ）で、先天的に決まった固有の運動パターンをもっている。固有の運動パターンを持つということは、それほど複雑なしくみではないと考えられる。歩行も比較的単純な運動パターンで、大脳がきっかけを与えれば脊髄が中枢性パターン発生器となって歩行を始めると考えられている。笑いを作るためには脳のどの部位がどのような働きをすればよいかをみてきたので、読者の脳の中はすでに整理されているかも知れない。

笑いを作るための神経ネットワークを機能分担の面から次のようにまとめたいと思う。笑いを作る基本的な脳のしくみは、何かの情動刺激に対して愉快な情動を作るしくみ（扁桃体がセンター）、笑いの繰り返しのパターン運動を作るしくみ（視床背内側核がセンター）、笑いを顔の表情として表出するしくみ（顔面神経核がセンター）が、連続して働くことによって、愉しい情動を伴った笑いという表情運動が完成する。これら三つのセンターが連続して働く基本的ネットワークがある。さらにそれに対する制御機構も必要であり、情動性皮質延髄路を介した促通的モジュレータ機能と小脳半球による抑制性モジュレータ機能の存在によって笑いのしくみが完璧に機能できることを示したい。

一・情動を作る脳のしくみ（情動センター）

情動的な笑いを生じるためには、笑いを生むための愉しいあるいはおもしろいという強い情動が必要である。情動に関係する脳の部位はいくつかあるが、それが笑いの情動と関係するのかどうかを見てみたいと思う。笑い発作は愉しい情動を伴わないため情動のしくみを究められなかった。情動のしくみはまだ不明な点も多いが、これまでに理解されていることを含めて、笑いの情動センターとしてふさわしいのはどこなのかを考察する。

一・一・扁桃体

視床下部過誤腫に由来する笑い発作には愉快な情動を伴わなかった。その理由も扁桃体が関与しないためと考察できた。笑いの情動センターは扁桃体であり、そこで愉快を感じるということはかなり古くからわかっていた。扁桃体は愉快さだけではなく、かなしさや恐怖なども感じる。扁桃体が両側とも破壊されると、食べられないものでも口に持って行ったり、性欲が亢進したり怖いものに平気で近づいたりと、情動と認知の混乱が起こるとされ、クリューバー・ビューシー症候群と呼ばれて教科書的に有名である。てんかんが扁桃体に伝播すると恐怖の感情が起こるが、意識が保たれるてんかんではパニック障害と誤診されている例があり、抗てんかん薬での治療が奏功する場合がある。扁桃体を電気で刺激すると、活動停止や顔の自動症が起こるとされている。内側側頭葉てんかん患者の扁桃体を電気刺激する研究論文〔注86〕では、左右どちらを刺激しても哀しみ、恐怖感や心配などの情動感覚が起こり、左側を刺激したときだけ、幸福感や愉しさを感じたと報告されている。扁桃体が情動の質を選ぶかどうか、扁桃体の刺激部位の差で情動に差が生じるのかわからない。しかし、内側側頭葉てんかんの手術で左の扁桃体を切除しても、幸福感や愉しさの感覚がなくなることはないことを経験している。左だけがこのような情動を生み出すとは言い切れないと思う。刺激実験では電気刺激がどこまで伝わっているか不明確であり解釈には注意が必要である。

笑いの形成には、扁桃体での直前の情動記憶が関係していると考えられる。直前の情動が愉しい状態かあるいは悲しい状態かによって、笑いになるかあるいは泣きになる。しかし、普段の生活の中では圧倒的に笑いを生じる愉しい情動の方が勝っているように思う。扁桃体における情動の前駆状態はおそらく常に笑いを生じる方に傾いていると考えられる理由は、視床下部過誤腫から起始したてんかん発作がほとんど笑い発作であることで、情動の前駆状態がよほど悲しい場合のみ、稀に泣き発作になるという事実からである。情動の前駆状態を反映して基底外側辺縁回路がすでに起動した状態で、てんかん発作の伝播によって視床背内側核に自動運動の起動合図が与えられるだけで笑いあるいは泣きが起こると説明できる。

扁桃体は、前部帯状回や前頭前野とは双方向性の線維連絡が豊富で、前頭前野とは独立して、情動体験に対して快か不快かの判定を行って、情動行動や反応を出力させる。とくに新皮質が未完成の乳児においては前部帯状回の役割が大きいと考えられる。ドーパミン経路が働くといわれていることを前述した。扁桃体でどのような場合には快感になって、どのようにして恐怖感になるのかということは解明されていない。情動の研究はようやく始められたばかりである。情動のしくみの解明は今後に期待したい。動物では、扁桃体の刺激で怒りを生じるそうであるが、側頭葉てんかんでも、怒りっぽくなる人や攻撃的になる人がいる。過去には、非常に過激で攻撃的な患者に対して、定位脳手術で扁桃体を破壊する治療が試みられたことがあり、攻撃性が治ったとされている。しかし、これは扁桃体だけの影響ではないように思われる。すでに論じたように、扁桃体から大きな入力を受けている視床背内側核への入力が扁桃体破壊によって減少するからではないかと疑うことができる。また両側の扁桃体を破壊すると、情動的な顔の表情を認識できなくなる例があるという報告がある。また、戦争や恐怖を経験した嫌な記憶、いわゆる心的外傷後ストレス障害（ＰＴＳＤ）に関連して、扁桃体がそれを抑制するように働くという報告がある。

扁桃体は、笑いや不安、恐怖という多様な情動と強い関連があるが、本書では脳のネットワークを介して情動を生み出す最終的な笑いの情動センターとして捉えておきたい。扁桃体で笑いを起動する愉しいあるいは愉快な情動が一定の閾値を超えると基底外側辺縁回路の視床背内側核に笑いの自動運動を作るように刺激が伝えられて笑いの回路が起動する。

一・二・前部帯状回

扁桃体と同様に大脳辺縁系の一部であり、帯状回は、脳梁にそって前から後に長く走る脳回で、その前部はとくに情動の形成と処理、学習や記憶にも関係するとされ、視床や体性感覚野からの入力も受けているとされる。前部帯状回は、情動全般の調節、問題解決などの実行や情動的認知などの機能を持っているとされ、その機能異常は注意欠陥多動性障害（ＡＤＨＤ）やパニック障害に関係するといわれている。また、新生児期や乳児期では笑いの情動体験も担当し笑いの形成に大きな関与を担っている。しかしこの時期以降は新皮質系が優勢になるため、情動誘発にはそれほど大きな役割はないと思われる。なぜなら、前部帯状回の電気刺激で快感のない笑いを誘発したという論文〔注110〕が報告されて、前部帯状回は笑いの運動性に関連した部分と結論づけられている。弱い刺激では刺激と反対側の笑いになり、強い刺激にすると両側性の笑いになったという。この論文では、前部帯状回と顔面神経核が連絡していると考察しているが、詳しい経路の説明がないのみならず笑いの形成経路に関する根本的な考察が欠けているが、私の考察のように前部帯状回からの視床背内側核への逆行性伝播と考えれば納得がいく。フリートらは〔注93〕、補足運動野を電気刺激して起こる情動を伴わない笑いの例を報告し、補足運動野の電気刺激でも、前部帯状回の電気刺激と同様な愉しくない笑いを人工的に作り出せるという。前述したように、前部帯状回や補足運動野は個体発生的にほぼ同一の機能を有し、視床背内側核との強固な双方向性連絡があり、刺激が逆行性に視床背内側核に伝播して笑いが生じるが、この場合は扁桃体を経由しないため情動の発現は起こらないということが考察できるし納得できる結論である。補足運動野や前部帯状回を電気刺激すれば愉しくない笑いを惹起し、前部帯状回を破壊すると表情の表出が減少する〔注109〕という事実から、両者は笑い表情の促通性モジュレータと考えられる。

私のグループの前頭葉てんかんの発作時SPECTの研究は、夜間に起こりやすい激しい全身運動を伴う過運動発作（hypermotor seizureという）の症候発現部位として前部帯状回や辺縁系の存在に注目したが、[注127]笑い発作は生じない。伝播経路の違いによる可能性が高い。反復性の激しい運動発作であるが笑い発作ほどの常同的な発作症状ではない。しかし、中枢性パターン発生器がどこかに存在する可能性があり、今後の研究に期待したい。

一・三・前頭前野

前頭前野は、大脳半球の前頭葉の前のほうに広く存在する領域で、辺縁系ではなく大脳新皮質であり、成長とともに発達する。人類で最もよく発達し、創造性や想像力、思考や注意・集中力はこの領域の働きとされている。いわゆるワーキングメモリー（記憶と学習）としての大きな役割は意思決定、行動や感情のコントロール、記憶と認知にも重要で、日常生活が普通に送れるようにサポートするように働いている重要なところである。それゆえに人間らしさ（人格）の最重要な脳機能を持つ部位であるといえる。前述のように、種々の感覚入力の情報が前頭前野に集められ、おかしさや愉しさを過去の経験から判定して、笑えるかどうかの情動の決定をしていると考えられている。成長とともにワーキングメモリーの成熟が必要で、いろいろな情報を一定のアルゴリズムに則って処理し、快感を感じるかあるいは悲しさを感じるかの判定を行って最終的に扁桃体が笑いの情動を作るような準備状態を構築するのがこの前頭前野の役割であると考えられる。

前頭前野は背外側前頭前野、腹内側前頭前野に分けることができるが、腹内側前頭前野の方が扁桃体と双方向性の密な連絡があり、扁桃体における情動の発現や終了をコントロールしているらしい。腹側内側部は眼窩前頭皮質ともいわれ、眼窩回などが含まれる領域で、前頭葉を裏側から見たときに見える部分で眼窩（眼）の直上にあることから命名された辺縁系の基底外側辺縁回路のメンバーでもある。視床背内側核から多くの投射を受けているため情動に関係し、情動や意思決定などの行動を制御しているらしい。側頭極皮質を介して扁桃体に出力しているといわれている。脳外傷などでは眼窩前頭皮質が損傷されやすいとされ、損傷されると行動の抑制がきかなくなり、人格変化、社会的行動の欠如、

127 Masuda H, Shariff E, Tohyama J, Murakami H, Kameyama S. Clinical patterns and pathophysiology of hypermotor seizures: an ictal SPECT study. Epileptic Disord. 2012;14:32-40.

性欲過多、ギャンブルやアルコール依存などが起きやすいといわれる。

一・四・視床下部

視床下部は、情動を実行するところであると考えられてきた。視床下部が障害されると、過眠や低体温、その逆の異常興奮や高熱が生じることがあり、尿崩症（にょうほうしょう）という多尿症が生じる。視床下部は扁桃体と共に重要な情動センターの一つであるが、扁桃体が愉しさ、おかしさ、快感を感じるのと異なり、怒りや興奮、攻撃性などのネガティブな情動に関係するほうが強いと考えられている。笑い発作ではまず視床下部に伝播するが愉しい情動を生じないことはすでに述べた。視床下部を部分的に破壊したり、刺激したりすると、攻撃的な行動や怒りの表情になり、シャム・レージ（仮性の怒り）という現象として一九二五年に確立された有名な概念である。〔注128〕視床下部があれば、大脳皮質がなくても、シャム・レージが起きるとされていることから、視床下部が情動に関係することは間違いないと考えられているが、視床下部過誤腫の笑い発作に愉しい情動を伴わないため、笑いに伴う快感の情動センターではないことは明らかである。視床下部は扁桃体と双方向性の連絡があるとされているが、私たちの研究〔注13〕でもカーンの研究〔注27〕でも、視床下部過誤腫から視床下部を介する扁桃体への伝播は認められなかった。視床背内側核から扁桃体への逆行性伝播も認められない。私は、シャム・レージが視床下部単独の現象である可能性は低いのではないかと考えている。この視床下部由来が疑われている情動反応は、私の研究で明らかになったように、視床下部と強固な関係にある視床背内側核とのネットワークの関与を疑う必要があり、むしろ視床背内側核の機能異常を反映しているのではないかと疑っている。視床背内側核の障害で統合失調症的な症状を引き起こすことが知られている。[注73―76] 脳機能はすべていろいろなネットワークで働いていることは現代では常識的なことであり、視床下部単独の機能異常ではなく、基底外側辺縁回路という大脳辺縁系情動ネットワークが大きな役割を担っている可能性が高い。この回路は生下時より完成している強固なネットワークであり、視床下部過誤腫症候群の約半数に合併する行動異常を示すてんかん性脳症の発現に視床下部や視床背内側核が重要な関与をしていることを明らかにしており、術後にそれらの合併症が消失する機序についてもすでに考察した。視床下部や

128 Cannon WB, Britton SW. "Studies on the conditions of activity in endocrine glands: XV. Pseudoaffective medulliadrenal secretion". Am J. Psychology. 1925;72: 283.

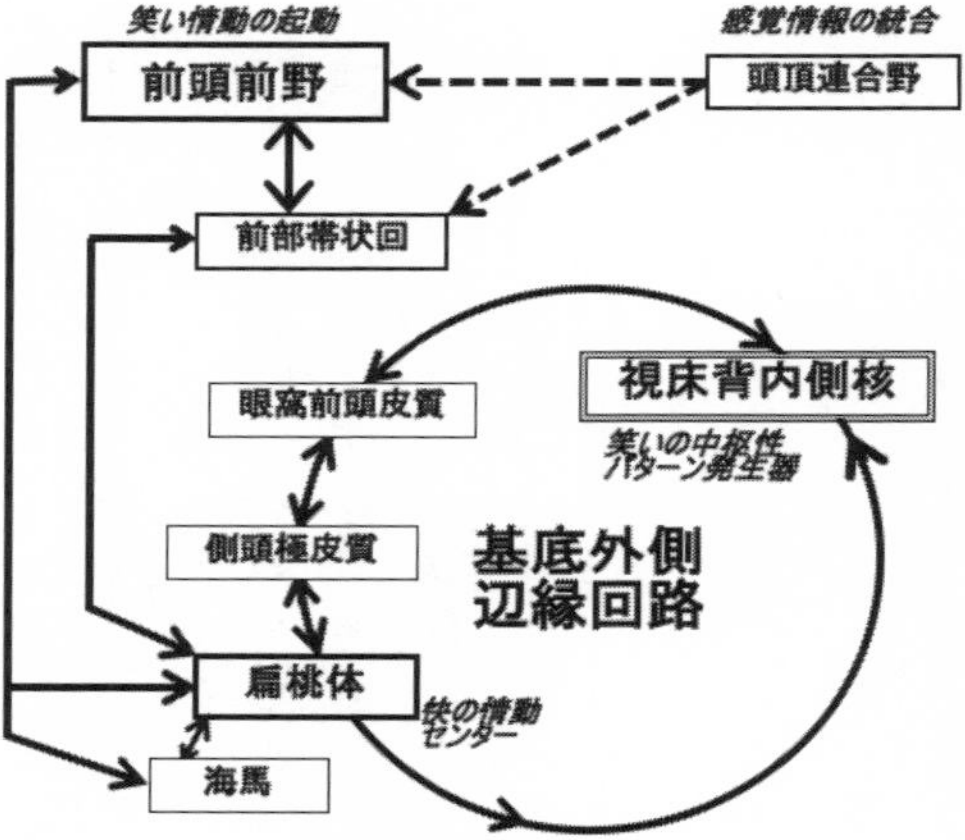

図6．1　笑いの情動形成神経ネットワーク

笑いの情動形成において、情動刺激を受け止めた一次感覚野（視覚、聴覚、触覚など）から、頭頂連合野で感覚要素から質や強度などの情報系の信号に変換・統合されて前頭前野に送られた情報に基づいて、扁桃体がセンターとなり快感を伴う笑いの情動を作り出す。情動が視床背内側核に伝えられると笑いのリズム運動が起動される。扁桃体から視床背内側核への経路は一方向性に伝わる。一方、情動に誘発されなくても意図的に笑い続けることにより、二次的にこの回路に伝播して結果的に扁桃体に伝わり、愉しいという情動が生まれるという回路理論が成り立つ。情動の強さも、前頭前野と共に扁桃体がコントロールしている可能性が高い。

基底外側辺縁回路のネットワークの重要性についてはすでに十分議論してきたため理解していただけると思う。

二．笑いのパターン運動を作る脳のしくみ（笑い運動のセンター）

笑い発作の自動運動を作るエンジンのような役割を視床背内側核が果たしていることを私の研究が明らかにしたことで、笑いの研究の新しい局面が開けたと思っている。視床背内側核が笑いの中枢性パターン発生器（笑い運動のセンター）で、扁桃体と顔面神経核を連絡するミッシングリンクであることを明らかにしたのは本書が初めてである。

扁桃体や視床背内側核を主要メンバーとした基底外側辺縁回路がその中心となり、扁桃体を介して視床背内側核に伝われば、愉しさを感じ、扁桃体が関与しないような病的な状態（視床下部過誤腫からのてんかん発作の伝播など）では、愉しくない笑いが作られるというしくみが理解できる。基底外側辺縁回路の中では、扁桃体から視床背内側核への連絡だけが一方向性といわれている。視床背内側核から前部帯状回や辺縁系回路外の前頭前野、補足運動野、頭頂葉皮質と密な双方向性の連絡があるとされている。視床背内側核から大脳脚をとおって出力センターである同側の顔面神経核にパターン運動の出力が到達すれば顔面神経核が興奮して、表情筋に笑いのリズム運動の指令を発する。辺縁系の伝播は同側性伝播が基本であり、笑いの伝播も視床背内側核から同側性に顔面神経核に伝えられて笑い運動が出力される。また、左右顔面神経核は脳幹網様体を介して連絡し左右の同期性が保たれる。

中枢性パターン運動発生器は感覚入力を必要としないとされる。元々視床の核は脳波のリズム形成や四肢の運動におけるリズム形成などリズムを発生させる機能を有していると考えられる。リズム形成の詳細は未だ不明であるが、小脳とのネットワークが大切ではないかと考えている。笑い運動のリズムは辺縁系から強さの調節の指令を受け、視床背内側核にはさらに抑制性モジュレータとしての小脳からの抑制性入力を受けている。辺縁系ネットワークによって情動から笑いの運動へと切り替わるために視床背内側核の中枢性パターン運動発生器で形成された自動的リズム運動は顔面神経核で促通性モジュレータや抑制性モジュレータによる微妙な制御をうけて適度な笑い運動ができる。この機構は生下時には完成しており、新生児期や乳児期は前部帯状回が主役を演じるが、成長とともに主役が交替して補足運動野が促通性モジュレータとして調節している。モジュレータ機能がリズム形成に果たす役割に関して詳細は解明できなかったが、可能性はあると考えられる。視床背内側核で情動刺激の強さに応じて形成される笑いのリズムの強さと早さがそのまま顔面神経核に伝えられて笑いのリズムが作られる。

泣きも同じ神経ネットワークで作られる。情動の違いだけで、愉しい情動が笑いを起動し、悲しい情動が泣きを起動する。中枢性パターン発生器で作られるリズム運動が笑い発作になるが、情動の違いによっては、ときには泣き発作に変わる場合や泣き発作だけを出す視床下部過誤腫の症例も経験しているので、笑いも泣きも情動の違いだけで、両者の神経ネットワークは同一であると考えないと説明がつかない。泣き発作だけの症例も、定位温熱凝固術で発作を止めることができるため、笑いも泣きもそのしくみは同一と考えられる。しかし、自動運動としてのリズムは同じで、笑いと泣きの違いを生むしくみの差異は何であるのかその詳細を突き詰めることができなかった。

さらに視床背内側核—顔面神経核—反対側小脳半球—視床背内側核は一つの閉鎖回路を形成していると考えられる。これは抑制性の回路で情動性自動運動が暴走をしないように視床背内側核を制御している。脳幹や小脳に障害が起きると抑制性制御が障害されて強迫笑いが生じる機序として矛盾はないと思われる。前部帯状回や補足運動野がモジュレータとなって情動性皮質延髄路を介して、反対側優位の筋緊張調節を制御している。実験結果や臨床データから、情動性皮質延髄路からの促通性の調節を受けていると考えられる。顔面神経核は促通性・抑制性モジュレータを介して直接的・間接的に運動遂行の調節・制御

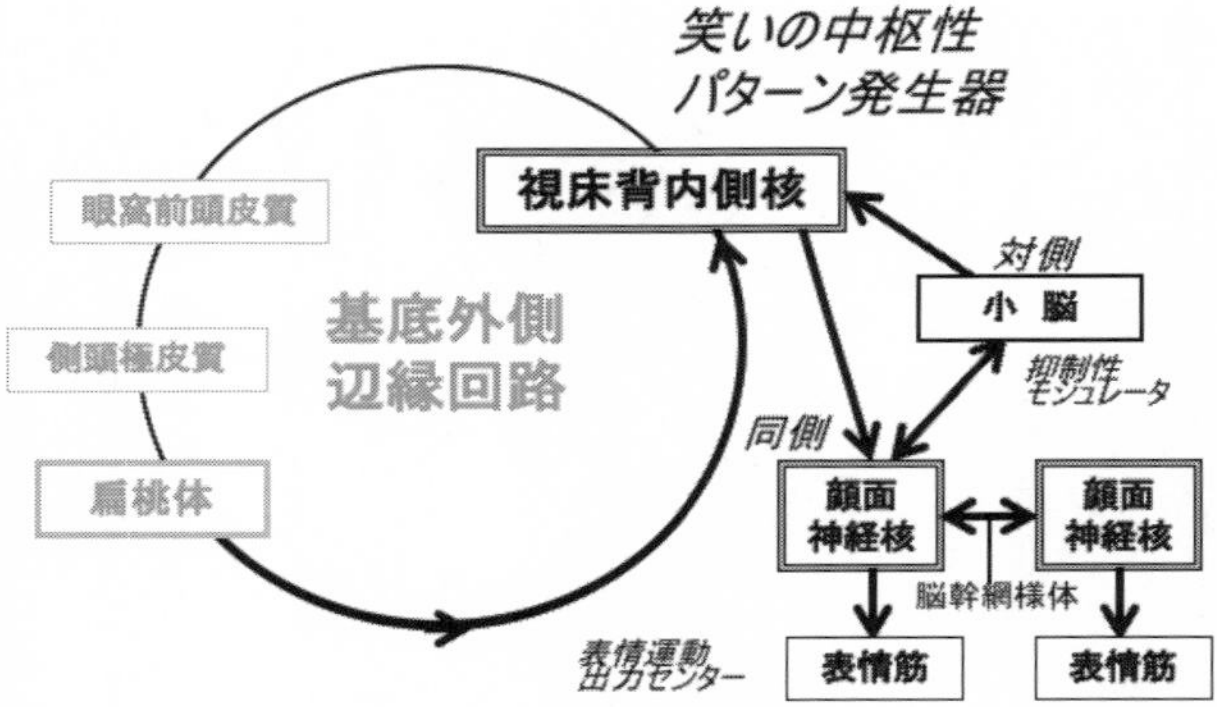

図６．２　笑いの運動パターンを作る神経ネットワーク

中枢性パターン発生器である視床背内側核に閾値を超える入力があると、笑いのパターンリズムが形成されて同側の顔面神経核に伝えられることで笑い表情が繰り返される。笑いの運動パターンには自動リズムの周期の早さと強さの要素があり、情動刺激の強さに応じて視床背内側核で笑いの運動パターン形成が調整されていると考えられる。さらに、抑制性モジュレータである小脳—視床背内側核—顔面神経核—小脳脚—反対側小脳半球の閉鎖回路によって抑制性モジュレータ機構が視床背内側核を制御していることを示した。促通性モジュレータ機構は図６．４を参照して欲しい。

が行われている。

三. 笑いの表情出力センターと笑い声（笑いの表出センター）

笑いの二大要素は、笑い表情の自動運動と笑い声である。

笑いの表情表出を出力するのは、顔面神経核を起点にする顔面神経—表情筋という笑いの表出センターである。顔面神経核や小脳自体は笑いの繰り返しパターンを作り出すことはできず、表情運動の単純な運動を実行・制御するだけということは何度も論じてきたことである。最終的な顔運動の表出経路である顔面神経核—顔面神経—表情筋の経路はきわめて単純で、実際の表情運動を実行する表情表出のしくみは、笑いでも、泣きでも、随意的表情表出でも、不随意的・情動的表情表出でもあっても基本的に同じしくみである。視床背内側核から顔面神経核までの経路は解剖学的に明らかではないが、視床背内側核と顔面神経核が同側性に連絡することは私の発作時SPECT解析の結論〔注13〕や斎藤の研究〔注64〕からも明らかである。情動の強さと扁桃体からの出力の強さを反映して、視床背内側核で笑い運動パターンのリズムの早さと強さに応じて発声を伴う笑いか発声を伴わない微笑かあるいは単なる情動的表情変化という表現の違いになるような顔面神経核の出力がコントロールされる。

顔面神経核は、中枢性パターン発生器である視床背内側からの指令を受けて笑い表情の繰り返し運動を出力する。これは単純な機能で、個人個人で常にステレオタイプでほぼ一定した笑いかたになる。反対側小脳半球から抑制性に、反対側前部帯状回や補足運動野から促通性に制御されて適度な強さの笑い表情を調節しているが、笑いの表情運動以外にも表情筋の筋緊張を制御されていて、常に個性としての表情も維持している。笑い表情はほぼ左右対称性であるが、脳幹網様体で左右同期性が維持されている。従って片側伝播でも笑いは左右対称になるのであり、片側優位性は認められないと考えられる。非対称性笑い発作は病的で例外的であったものと推察できる。また、随意性が加われば左右差は生じうる。

笑い声も自動運動のリズムがあり、ただ単に声を出すだけでなく、爆発的な発声を伴うものであり、横隔膜などの呼吸筋群が共同して一定のリズムを形成しながら働かなければ笑い声は出せない。視床背内側核で作られる笑いのパターンの強さにしたがって、顔面神経核とともに延髄の後疑核にもリズムのある刺激が伝えられて同期化し、笑いのリズムに

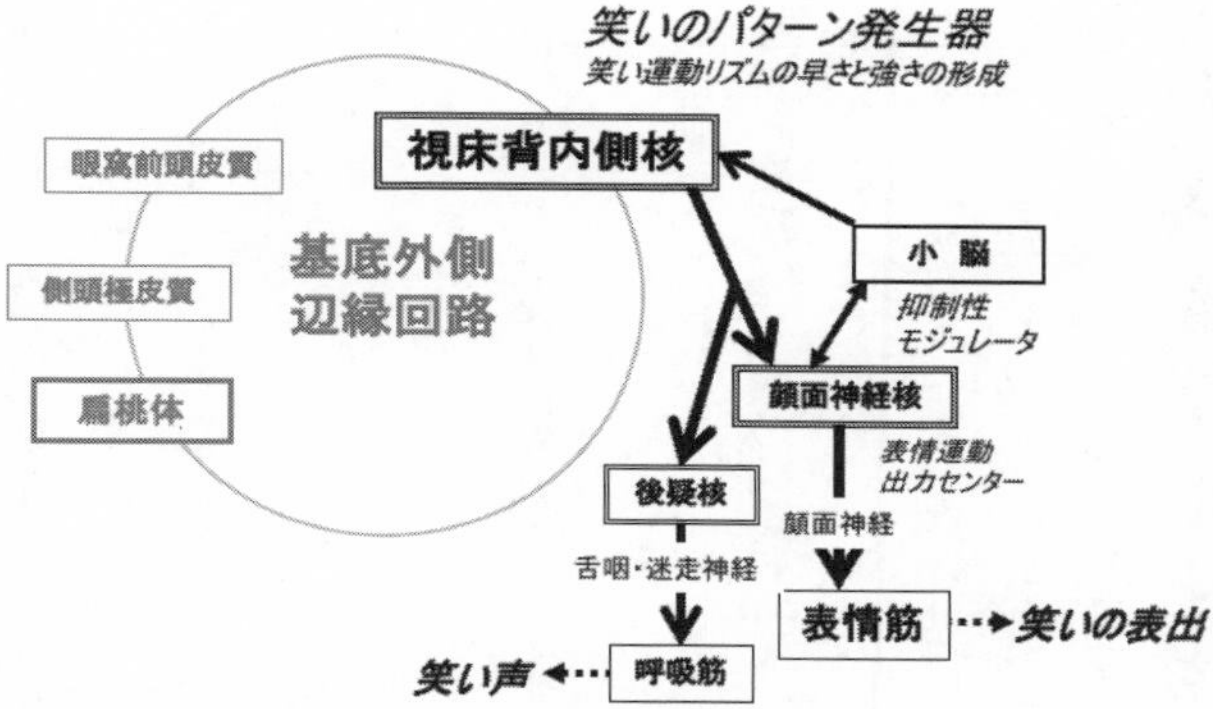

図6．3　笑い表情と笑い声を作る神経ネットワーク

最終的に笑い表情と笑い声は、すべて脳幹部で作られるが、笑いのリズムは視床背内側核で形成されているので、その命令を表情筋や呼吸筋に伝えて忠実に実行するしくみである。電気刺激実験の結果から、情動が十分に強くないと笑い声を伴う笑いにならないと考えられている。情動が強い場合、視床背内側核でのパターンの振幅も高まると顔面神経核のみならず後疑核に伝わり、笑い表情のリズム運動とほぼ同期した笑い声のリズムが形成され、舌咽神経と迷走神経を介し、咽頭、喉頭さらに呼吸筋、横隔膜を爆発的に早く連続して動かすことにより笑い声が形成されると考えられる。発声機構も個性があり咽頭や喉頭、口や口周囲の遺伝的構造に依拠する。

同期化して笑い声にも一定のリズムと声の大きさが制御される。おそらく、情動の強さに応じた視床背内側核での出力で決定されると考えられる。おそらく発語自体も、同様の制御によって口周囲の表情筋が働いて個性を発揮するとともに笑い声の個性を維持していると考えられる。

四．笑いの基本的神経ネットワークに対する制御システム

情動を作る扁桃体や中枢性パターン発生器である視床背内側核を含む基底外側辺縁回路と顔面神経核が笑いの基本的神経ネットワークであるが、これのみでは笑いをほどよく調節することはできない。笑いが暴走したりしないようにしなければならないため、制御システムが並行して働かなければならないので、生下時より基本システムとは独立して準備されている。どのような制御システムかというと、対側小脳半球が視床背内側核と顔面神経核の両方に対して抑制的に機能し、病的笑いや笑い上戸のように暴走することがないようにする抑制性モジュレータと考えられる。一方、前部帯状回や補足運動野からの情動性

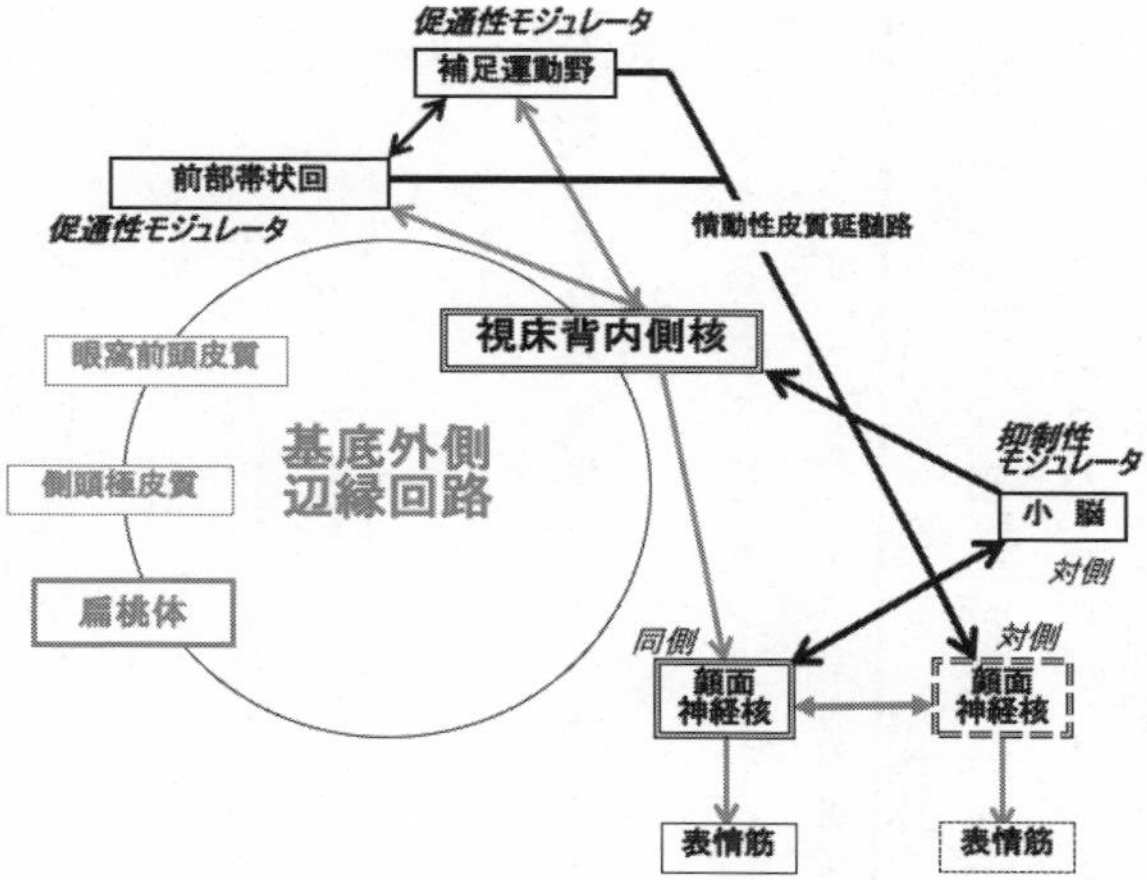

図6．4　笑いの自動運動に対する制御システム

視床背内側核から顔面神経核までの笑いの自動運動の基本的ネットワークに対して促通性・抑制性モジュレータ機構が働いて適度な笑い表現ができるように制御している。しかし、基本的笑いのネットワークが基底外側辺縁回路から顔面神経核まで同側性であるのに対して、モジュレータ機構はすべて対側支配であることが特徴である。これら2つのシステムが協調して機能することにより、適度な笑いが作られる。

皮質延髄路が対側の顔面神経核に対して促通性に機能しており、表情筋の筋緊張を調節して、笑いの準備状態を作っていると同時に笑いが適切に表出できるようにしている。これらの促通性あるいは抑制性モジュレータが対側性に機能する辺縁系外の制御システムと同側性に伝播する大脳辺縁系の笑いの基本的神経ネットワークが笑いを作る脳のデュアルシステムが機能していることを示している。

五．笑いを作る神経ネットワークの統合

笑いを作るそれぞれのセンターを統合して図6．5のように笑いの神経ネットワークとして捉えたい。前頭前野から扁桃体までと前部帯状回から扁桃体までの神経ネットワークが笑いの情動を作るしくみで、扁桃体から笑い運動の中枢性パターン発生器である視床背内側核までが基底外側辺縁回路という笑いの自動運動の最もコアな神経ネットワークである。視床背内側核から笑いのパターン運動のリズムが顔面神経核—顔面神経の出力経路に伝えられて、最終的に表情筋が笑いを作る。これが笑いを作る神経ネットワークの全貌で

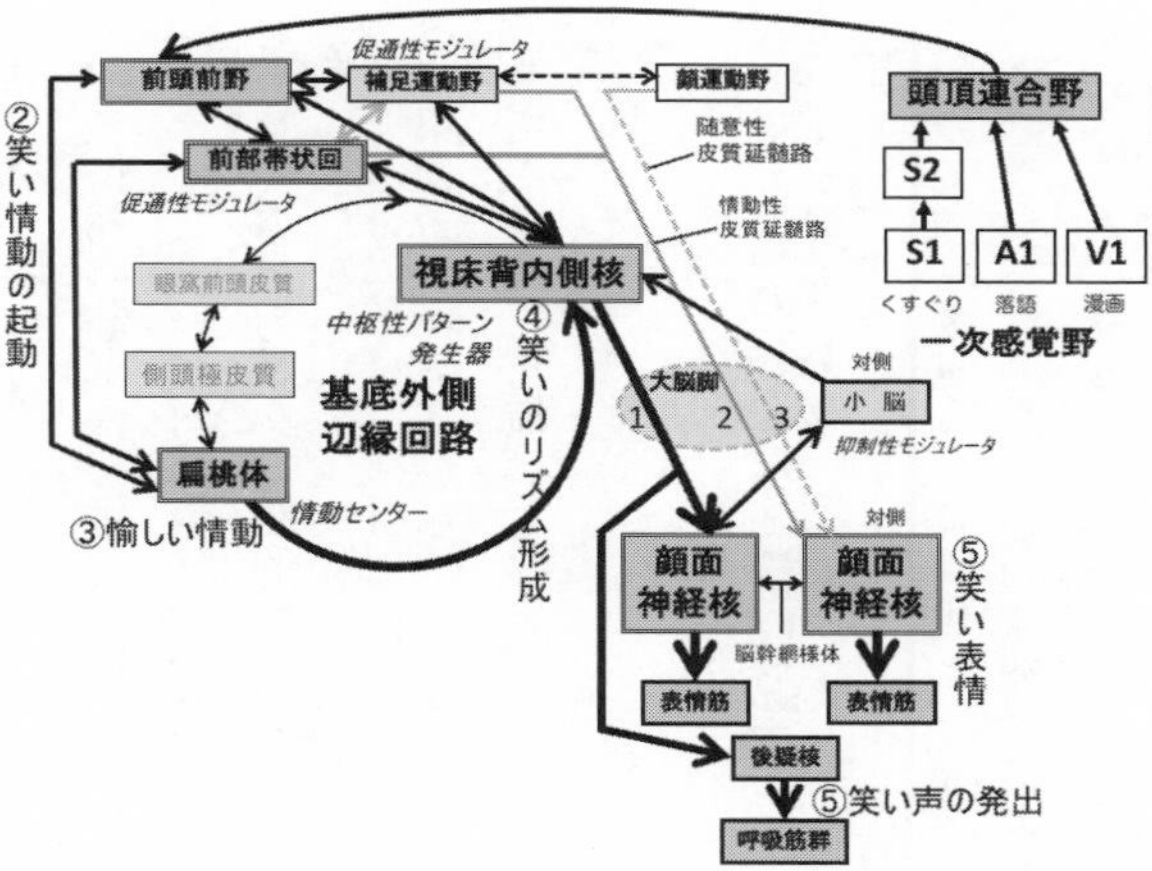

図６．５　笑いを作る神経ネットワーク

笑う脳のしくみの全体像を図示した。

一次感覚野からの入力を受けて①から⑤までの順番で笑いが形成される過程を示した。笑い情動を起動するには頭頂連合野と前頭前野の連絡が大切である。基底外側辺縁回路の扁桃体と視床背内側核が中核であり、同側性の伝播（１）である。情動性皮質延髄路（２）と随意性皮質延髄路（３）が反対側優位に顔面神経核を制御している。この基本的神経ネットワークに対して促通性・抑制性モジュレータが何れも対側優位な支配をしている。後疑核が起動されると呼吸筋群が律動的に動き笑い声を伴う。

あり、笑う脳のしくみということができる。さらにこの基本的な神経ネットワークに対して、表情筋の筋緊張を維持し情動的に適度な笑い表情を作れるように調節しているモジュレータのしくみが前部帯状回や補足運動野からの情動性皮質延髄路であり、促通的に制御し、笑いの出力系を抑制的に制御しているのが小脳ということになる。顔運動野から始まる随意性皮質延髄路とは違う独立の経路で、情動に特化したしくみによって笑いが作られる。顔表面や表情筋からの知覚的な情報を一切必要としない。生下時には完成しているしくみであることを協調したい。

六. 笑う脳のしくみ（新仮説）

本書のまとめをしたいと思う。私だけが笑いの神経機構について研究し、最初の提唱者であるから、この説が他の研究者により確認されて一般に受け入れられるまでは「仮説」ということになると思う。

笑いは系統発生的に最も高位に位置付けられている人間特有の機能であり、さらに個体発生がある。新生児期には前部帯状回から扁桃体という大脳辺縁系の基底外側辺縁回路という生まれつき完成している回路に情動が伝えられて微笑を生じる。乳児期になると徐々に声を伴う笑いになるが、笑い声の回路も生まれつき完成している。生後の成長過程で新皮質の髄鞘化が進むと、後天的笑いの回路では、図6．5のように視覚、聴覚、触覚などから笑いに結びつく愉快な情動の一次情報がそれぞれの一次感覚野から頭頂連合野に集積し、電気的に統合処理され①、前頭前野に伝えられて経験的な情報処理も加えられた後で、扁桃体に対して笑いの情動が起動される②。情動が大きければ大きな笑い声を伴う。前頭前野などの前頭葉新皮質からの経路がワーキングメモリーと情動刺激を照合して笑いの情動がふさわしいと認定されると、扁桃体（情動センター）に伝えられ閾値を超えて「おもしろい」「愉しい」という情動を誘発し③、扁桃体から情動の強さに応じた信号が、中枢性パターン発生器である視床背内側核に伝えられると、笑いとしての顔の自動的なパターン運動を起動する④。この回路が基底外側辺縁回路である。通常は、愉しいとかおもしろいという情動が先に起きた後に笑い表情が生じるという順番になるが、この辺縁回路を伝播して巡るために、意識的に笑いを続けるうちに後で快の情動が生じても何ら不思議はないと考えている。視床背内側核（中枢性パターン発生器）で作られる笑い運動の自動パターンは、個々人でステレオタイプであり個性の一つである。視床背内側核で生じた笑顔の自動運動（つまり、笑いのエンジン）の機動力は顔面神経核に伝えられて、笑いの繰り返し表情になる。笑いのリズムの強さと周期を決めているのはおそらく情動の強さであり、それに応じた視床背内側核でのリズム形成であるが、小脳もその制御に関わっていると考えられる。中脳大脳脚の最内側部を通って同側性に橋被蓋の顔面神経核（出力センター）に対して命令が発出されて、顔面神経を介して最終的に表情筋を動かすことにより、笑い表情の自動的な繰り返し運動が生じる⑤。情動が強いと視床背内側核のリズムを持った出力も強まり、後疑核にも伝わって呼吸筋群を同期的に運動させて笑い声を伴う笑いになる。情動の強さに応じて笑い表情も笑い声もその強さが制御される。これが、笑いの基本的な神経ネットワークである。左右対称性に伝わるのかどちらかの側の優位性があるのかは不明であるが、左右の同期性は維持される。笑いの情動は、このような経路を伝わりながら愉しさやおかしさ、快感を引き起こし、視床背内側核でその人特有の笑いかたをするように、笑い表情を作る信号を自動的にくりかえし発生し、脳幹の出力経路に伝える。笑い表情の強さは、小脳（対側小脳半球）がブレーキのような調節役を果たしているはずである。一方で、前部帯状回や補足運動野は、対側優位な支配で促通的に表情筋の緊張を制御して笑い表情を調節している。

私の研究によって、笑い経路の最大のミステリーであった扁桃体と顔面神経核の間のミッシングリンクとして、笑いのパターン発生器である視床背内側核の存在が明らかになり、視床背内側核から顔面神経核までは皮質延髄路とは別に大脳脚の最内側部を経由している。大脳辺縁系の基底外側辺縁回路の存在がクローズアップされたことも、生まれつき備わった脳の基本的機能であることを裏付けた。個体発生的に先天的に機能しうる大脳辺縁系である前部帯状回や後天的に発達する新皮質である前頭前野が働いて、扁桃体の情動反応の動機付けをしていることも重要である。顔表情の三重支配についても整理して仮説として提起した。図6．5に示したが、大脳辺縁系の笑い運動の支配に加えて大脳新皮質による表情筋の筋緊張を維持する情動的表情運動支配と随意的な顔の表情運動支配がそれぞれ複雑に作用しながら働いている。情動性表情運動と表情筋の筋緊張支配はほぼ同一の経路である情動性皮質延髄路によって行われている。これは前部帯状回や補足運動野から起始して内包膝部を通過している。随意性皮質延髄路は一次運動野から起始して内包後脚を通過している。病巣局在によって随意性と情動性顔面表出に乖離が生じる理由も理解できると思う。

笑いそのものは人類のみに特有な脳の働きであり、個性の強い表現であるため情動性の笑いを一定の条件下で研究材料にすることは不可能である。一方、笑い発作はステレオタイプでその起始から発作伝播を研究することができたことにより笑いの本質に迫れたと考える。生まれつき完成している笑いのしくみが比較的単純な大脳辺縁回路によって構成されているのはごく自然である。これまで笑いを大脳辺縁系に帰趨させた研究者はいなかった。笑いという表情形成には随意的な要素は入る余地がないので、随意的な顔の運動と笑いが乖離することは当然であるが、表情の三重支配によって非常に豊かな表情の表出がコントロールされているのは、進化の過程で人間らしい表情を進化させてきた系統発生を示す証拠ではないかと考える。笑いの非対称性に関する点についてもその不随意的な解剖学的・機能的な脳のしくみを解明できたと思っている。

本書は、笑いのしくみに関する世界初のものであり、私の研究の全貌を紹介した。笑いを作る脳の基本的なしくみは大脳辺縁系の基底外側辺縁回路にあり、笑いは辺縁脳が作るという笑いのしくみを解明し、生まれつき完成している笑いのネットワーク仮説を構築したのが本書の核心である。私の仮説を図6．5と図6．6に示した。図6．6では、笑いの非対称に関係するヤコブレフ回路に属する前部帯状回（ＡＣＣ）と新皮質に属する補足運動野（ＳＭＡ）を加えて基底外側辺縁回路と脳幹のネットワークを図示した。何れの脳

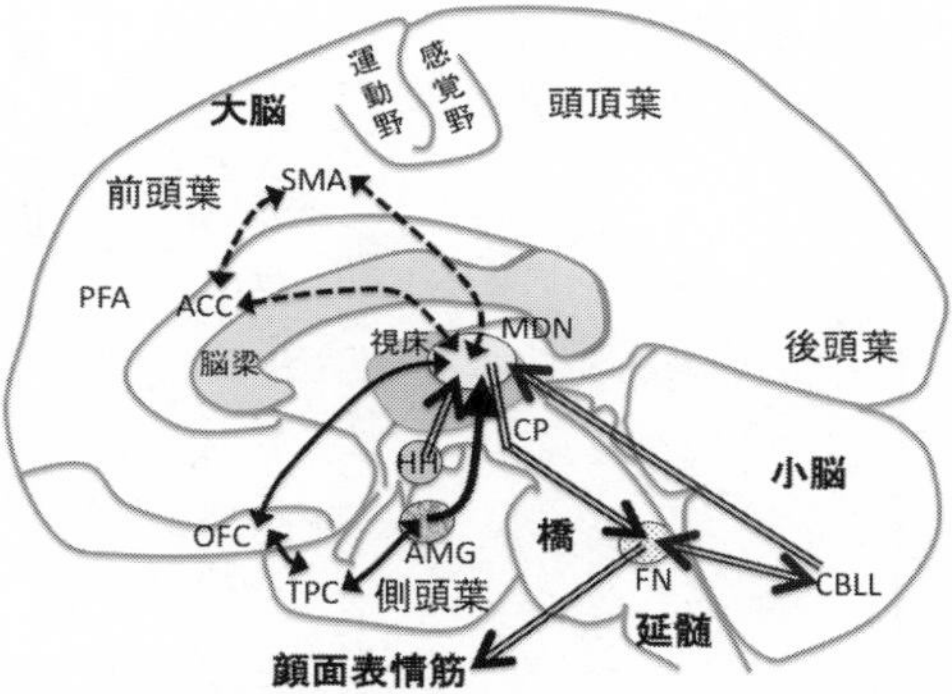

ACC：前部帯状回, AMG：扁桃体,
CBLL：反対側小脳後葉下半月小葉,
MDN：視床背内側核, FN：顔面神経核,
HH：視床下部過誤腫, OFC：眼窩前頭回,
PFA：前頭前野, SMA：補足運動野,
TPC：側頭極皮質
CP：中脳大脳脚
⟶　：基底外側辺縁回路の一方向性伝播,
⟷　：双方向性伝播,
⟹　：笑い発作の伝播経路,
←‐‐→　：ヤコブレフ回路の一部（基底外側辺縁回路プラス）

図６．６　笑いを作る辺縁脳（基底外側辺縁回路）と脳幹のネットワーク

図は脳を正中で切って左側から見ている断面のシェーマである。

笑いを作るしくみに関連する脳部位が全て大脳辺縁系や補足運動野、脳幹・小脳半球の傍正中部に局在している特徴に注目したい。生下時には機能的に完成しているしくみであり、個体発生的に古い脳部位であることを示している。

部位も傍正中部に局在していて個体発生的に古い脳部位という特徴がある。生まれつき完成しているネットワークとして生下時から完全に機能できる。前部帯状回が先天的に機能し、新皮質である補足運動野が後天的に機能するという笑いの促通的制御のしくみにおける個体発生的進化があることを理解できた。

笑いと情動の関係についても考察したが、笑いを作る情動のしくみのすべてを明らかにできたわけではない。なぜなら、私の研究した視床下部過誤腫による笑い発作は情動を伴わない笑いであり、情動のしくみに関しては今後の研究に委ねたいと思う。他にも解明しなければならないことは多く残っているが、現状で理解可能な仮説として、笑いの自動リズムを形成し笑いを表出する脳のしくみを提起した。

第六章のまとめ

1. 笑いを作る脳のしくみの中核は、辺縁脳が担っている。
2. 基底外側辺縁回路の中で扁桃体が笑いの情動を作り、視床背内側核が中枢性パターン発生器として笑いの繰り返しリズムを持つパターン運動を作るしくみが存在し、中脳大脳脚では皮質延髄路より最内側を通過して同側顔面神経核に伝播する。
3. 顔面神経核は、顔面神経を介して表情運動を出力する機能しかない。
4. 二重の制御機構があり、前部帯状回や補足運動野が情動性皮質延髄路を介して促通的に、小脳半球が抑制的に笑いの強さを制御しているが何れも対側性支配である。
5. 前部帯状回からの情動性皮質延髄路は内包膝部を下行して対側顔面神経核に至り、生下時より機能して表情筋の緊張を維持して個性的な顔貌を表す。新皮質である補足運動野が機能的に完成すると前部帯状回と同様の機能を発揮する個体発生がある。
6. 随意性皮質延髄路は古典的な顔の神経路で内包後脚を下降するが笑いには関与しない。
7. 笑いが十分に強ければ、視床背内側核で作られた笑いのパターン運動が後疑核にも伝播して同期化した同じリズムの笑い声パターンが形成される。

研究のハイライト

最後に、私や共同研究者の笑い発作と視床下部過誤腫に関連した研究成果をハイライトとして示し、研究の流れを理解していただけるように主要論文も再度注記する。視床下部過誤腫症候群の疾患概念を確立するとともに笑い発作の発作症候を作る脳内ネットワークとしくみを解明し、笑いを作る脳のしくみについての仮説を提示することができた。

1. 笑い発作は視床下部過誤腫から起始する特異なてんかん発作である。〔注129、注130〕視床下部過誤腫由来の笑い発作は愉しい情動がなく自制ができない笑いで、抗てんかん薬が無効で難治な発作であることが特徴である。過誤腫内を電気刺激すると再現性を持って笑い発作を誘発でき、過誤腫自体に発作原性がある。過誤腫はてんかん発作を起始するだけで笑いの発作症候を作るところではない。発作起始（ictogenesis）から笑い症候発現（symptomatogenesis）までに4～7秒間のタイムラグがある。

2. 視床下部過誤腫は遺伝子異常のあるパリスタ・ホール症候群などに合併するが、孤発例がほとんどであり、その場合でも類似の体細胞遺伝子変異がある先天奇形

である〔注131、注132〕。そのてんかん原性は過誤腫自体のＡＭＰＡ受容体の機能異常によるもので

129 Fukuda M, Kameyama S, Wachi M, Tanaka R. Stereotaxy for hypothalamic hamartoma with intractable gelastic seizures: Technical case report. Neurosurgery. 1999;44:1347-50.

130 Homma J, Kameyama S, Masuda H, Ueno T, Fujimoto A, Oishi M, Fukuda M. Stereotactic radiofrequency thermocoagulation for hypothalamic hamartoma with intractable gelastic seizures. Epilepsy Res. 2007;76:15-21.

131 Saitsu H, Sonoda M, Higashijima T, Shirozu H, Masuda H, Tohyama J, Kato M, Nakashima M, Tsurusaki Y, Mizuguchi T, Miyatake S, Miyake N, Kameyama S, Matsumoto N. Somatic mutations in GLI3 and OFD1 involved in sonic hedgehog signaling cause hypothalamic hamartoma. Ann Clin Transl Neurol. 2016;3:356-65.

132 Fujita A, Higashijima T, Shirozu H, Masuda H, Sonoda M, Tohyama J, Kato M, Nakashima M, Tsurusaki Y, Mitsuhashi S, Mizuguchi T, Takata A, Miyatake S, Miyake N, Fukuda M, Kameyama S, Saitsu H, Matsumoto N. Pathogenic variants of DYNC2H1, KIAA0556, and PTPN11 associated with hypothalamic hamartoma. Neurology. 2019;93:e237-e251.

ある。[注133] そのため、笑い発作の発症年齢は新生児期の発症が30％、乳幼児期の発症も加えると約50％で、発症年齢の中央値は1歳という稀少な特定症候群である。

3. 過誤腫内の視床下部付着部近傍に発作原性が存在し、付着部から視床下部に直接伝播した後に発作症候発現部位に伝播して笑い発作を生じる。[注134、注135、注136] そのため付着部を凝固離断して視床下部へのてんかん発作の伝播を完全に遮断することが外科治療として必須である。両側付着を有する場合は、どちらの付着部からでも視床下部に伝播しうるため、両側の付着部を完全に凝固離断する必要がある。

4. 笑いの発作症候発現に関わるのは生下時から機能している大脳辺縁系に属する基底外側辺縁回路の視床背内側核であり、脳幹の両側顔面神経核、対側小脳半球である。[注136] 視床背内側核が笑い運動の中枢性パターン発生器で同側性に伝播する。また、視床下部過誤腫のてんかん発作が扁桃体に逆行性伝播をしないため、快や愉しさの情動を伴わない笑い発作になる。[注134、注135]

5. 視床下部過誤腫に対するＭＲＩガイド定位温熱凝固術を開発した。この基本術式は過誤腫内の発作原性部（起始部）と視床下部付着部を温熱凝固し、視床下部と過誤腫を完全に離断して発作伝播をブロックすることにより笑い発作は90％の患者で消失する。過誤腫のタイプや大きさに関係なく適応できる唯一の単一術式であり、複数回でも実施可能で低侵襲で永続的合併症の少ない手術法である。合併するてんかん性脳症

133 Kitaura H, Sonoda M, Teramoto S, Shirozu H, Shimizu H, Kimura T, Masuda H, Ito Y, Takahashi H, Kwak S, Kameyama S, Kakita A. Ca2+-permeable AMPA receptors associated with epileptogenesis of hypothalamic hamartoma. Epilepsia. 2017;58:e59-e63.

134 Kameyama S, Murakami H, Masuda H, Sugiyama I. Minimally invasive magnetic resonance imaging-guided stereotactic radiofrequency thermocoagulation for epileptogenic hypothalamic hamartomas. Neurosurgery. 2009;65:438-49.

135 Kameyama S, Masuda H, Murakami H. Ictogenesis and symptomatogenesis of gelastic seizures in hypothalamic hamartomas: An ictal SPECT study. Epilepsia. 2010;51:2270-9.

136 Shirozu H, Masuda H, Kameyama S. Significance of the electrophysiological border between hypothalamic hamartomas and the hypothalamus for the target of ablation surgery identified by intraoperative semimicrorecording. Epilepsia. 2020;61:2739-47.

に対しても有効である。〔注137、注138、注139、注140〕定位温熱凝固術後の長期成績では、約半数の患者が抗てんかん薬の断薬に成功して視床下部過誤腫症候群を治癒に導くことができ、有用性の高い術式であることが証明された。〔注141〕また、合併する笑い発作以外のてんかん発作は二次性てんかん原由来であり、成人症例では二次性焦点が独立していて定位温熱凝固術後に残存することがあり、再手術でも効果がない。思春期早発症には定位温熱凝固術は効果がないがホルモン療法が確立されている。

6. 両側付着を有する過誤腫は、付着を介して両側性に伝播する可能性が高いため、付着部を両側とも離断して伝播をブロックする必要がある。〔注142〕両側付着に一期的に定位温熱凝固術を可能にするためにアプローチ側の反対側の過誤腫付着部に対して第三脳室経由のアプローチを開発した。この手術の完成により二期的両側手術を回避でき、笑い発作消失率を高めるとともに片側視床下部の温存を可能にして術後の内分泌障害を予防できる。〔注143〕

7. 非対称性笑い発作は新しい側方性徴候で、片側付着ではその反対側で笑い発作が亢進する。視床背内側核からの同側伝播が前部帯状回や補足運動野にも伝播して、促通的に反対側表情筋の筋緊張を高めるために笑い表情を亢進させて非対称性笑い発作を生

137 Kameyama S, Shirozu H, Masuda H, Ito Y, Sonoda M, Akazawa K. MRI-guided stereotactic radiofrequency thermocoagulation for 100 hypothalamic hamartomas. J Neurosurg. 2016;124:1503-12.

138 Shirozu H, Masuda H, Ito Y, Sonoda M, Kameyama S: Stereotactic radiofrequency thermocoagulation for giant hypothalamic hamartoma. J Neurosurg. 2016;125:812-21.

139 Shirozu H, Masuda H, Kameyama S. Repeat stereotactic radiofrequency thermocoagulation in patients with hypothalamic hamartoma and seizure recurrence. Epilepsia Open. 2020;00:1-14. https://doi.org/10.1002/epi4.12378

140 Sonoda M, Masuda H, Shirozu H, Ito Y, Akazawa K, Asano E, Kameyama S. Predictors of cognitive function in patients with hypothalamic hamartoma following stereotactic radiofrequency thermocoagulation surgery. Epilepsia. 2017;58:1556-65.

141 Shirozu H, Masuda H, Kameyama S. Long-term seizure outcomes in patients with hypothalamic hamartoma treated by stereotactic radiofrequency thermocoagulation. Epilepsia. 2021;62:2697-706.

142 Kameyama S, Shirozu H, Masuda H. Asymmetric gelastic seizure as a lateralizing sign in patients with hypothalamic hamartoma. Epilepsy & Behavior. 2019;94:35–40.

143 Shirozu H, Masuda H, Kameyama S. The special approach of stereotactic radiofrequency thermocoagulation for hypothalamic hamartomas with bilateral attachment to the hypothalamus: The transthird ventricular approach to the contralateral attachment. Neurosurgery. 2022;91:295-303.

じると考察した。〔注142〕筋緊張調節は、前部帯状回が生下時から完璧に機能して個性的表情を作り、成長後は補足運動野が主に機能する個体発生的な二重の機能分担があると考えられる。

8. 視床下部過誤腫の定位温熱凝固術後に対側の情動性顔面麻痺を生じることが多く、内包膝部を下行する情動性皮質延髄路が凝固電極によって物理的に傷害される内包膝部障害が原因であり、情動性皮質延髄路は、前部帯状回や補足運動野から発して内包膝部を通過して対側の表情筋の筋緊張を促通的に制御しているため、この経路の障害で反対側の情動性顔面麻痺が生じると考察した。〔注144〕皮質延髄路は情動性と随意性の経路の局在が異なっており、前者が内包膝部で後者が内包後脚にそれぞれ局在していることを新たに明らかにした。皮質延髄路に関する教科書の記述の改訂が必要であると考えられる。

---

144 Kameyama S, Masuda H, Shirozu H. Location of emotional corticobulbar tract in the internal capsule. J Neurol Sci. 2021;420:117228. doi: 10.1016/j.jns.2020.117228.

あとがき

私の26年間の研究を振り返り、私自身や共同研究の成果のすべてを本書で紹介した。苦労も多かったが愉しい研究生活であったと総括することができる。笑い発作のてんかん原性である視床下部過誤腫の脳外科治療法を開発し完成させ、この先天性の稀少疾患を治癒に導いた。さらにその病態生理を研究することにより、てんかん起始から笑いの発作症候発現のしくみを解明した。さらに笑い発作のしくみの追求から笑いの脳科学を究めたのが私の研究であり、本書の内容は、笑い発作から笑いの究明という研究の流れをすべて明らかにしたものである。教科書に記載のない事実も明らかにできた喜びは大きかった。

笑いは、最も人間らしい情動表現であるために、動物を用いた実験的研究が困難であると同時に人間での研究も皆無で、笑いの神経経路の研究はほとんど手つかずの状態だった。私は、これまでと異なる方法論で病的な笑い発作（てんかん性笑い）を詳しく分析した。病巣研究ではなく発作時ＳＰＥＣＴを研究したことが驚くような結果をもたらした。純粋に治療上必要とした検査で得られたデータを後方視的に解析していくうちに、予想に反して視床背内側核という扁桃体と顔面神経の間を結ぶミッシングリンクが明らかになり辺縁脳の重要な働きがクローズアップされた。まだ仮説の段階であるが、笑いのしくみの核心を突いていると思っている。私が医学部生のときに脳解剖の講義を受けた小池上春芳先生の著書「大脳辺縁系及び旁辺縁系」の出版やリビングストンとエスコバルの論文で基底外側辺縁回路が確定したのが一九七一年である。半世紀ぶりに笑いの研究が大脳辺縁系に回帰させてくれて、その扉を再び開けることができたことに感動を覚える。大脳が辺縁系と新皮質系のデュアルシステムの協調により笑いを機能させていることが再確認できた。笑いのしくみはブラックボックスと言って逃げる必要もなくなり、本書を上梓する意義が大きかったと考えている。

笑い発作という病態研究から笑いの脳科学というサイエンスの段階まで高めることができたことは幸運であったと思う。このようなテーマの論文や本は私の知る限り皆無である。今後たくさんの研究者が笑いの研究に挑んで、他の方法論で私の結論の妥当性を検証してくれることを望んでいる。その一つになり得るのが機能的ＭＲＩという手法である。〔注145〕そして、笑いの神経ネットワークに関する内容が教科書に加えられることを願っている。笑いの脳科学研究は人間探求そのものといってよい。笑いの神経ネットワークが解明されて、笑いがいつまでも神の領域ではなく、脳科学的に手の届く領域になったと考える。むずかしそうな笑いのしくみが、比較的単純であったことは驚きであり、さらに研究のむずかしい情動全般の研究の糸口になることも夢ではないと思う。最後に、人間だけがなぜ笑うしくみを持てたのかという大きな疑問がまだ残ったままである。さらに、永遠のテーマである「笑いはなぜ起きるのか」の研究は、情動の研究も含めて、今後の脳科学のさらなる研究成果を期待したいと思っている。

本書は、笑いはどのようにして作られるかという人類共通の疑問の答えを探求してきた結果の集約であるが、笑い発作の患者さんたちからのプレゼントということができる。今後も患者さんを一人でも多く笑い発作から解放したいというのが、医師としての私の矜持である。私が完成させた手術法は世界中からの需要があり、今後も貢献し続けるはずである。

145 Usami K, Matsumoto R, Sawamoto N, Murakami H, Inouchi M, Fumuro T, Shimotake A, Kato T, Mima T, Shirozu H, Masuda H, Fukuyama H, Takahashi R, Kameyama S, Ikeda A. Epileptic network of hypothalamic hamartoma: An EEG-fMRI study. Epilepsy Res. 2016;125:1-9.

この本の内容は、かなり専門的な部分が多くむずかしいと感じた読者が多かったかも知れないが、丁寧に説明したつもりである。読者の皆さんには最後の頁まで読んでいただき感謝する。

本文中では、すでに故人になられた先達や恩師は先生と書かせていただいたが、それ以外は敬称を省略させていただいた失礼をお詫び申し上げる。

謝辞

視床下部過誤腫症候群の笑い発作を有する患者さんとご家族の協力によって、この臨床研究を完結することができた。心から感謝したい。たくさんの協力と援助をいただいた国立病院機構西新潟中央病院スタッフに謝意を表する。なかでも白水洋史先生（現・視床下部過誤腫センター長）や増田浩先生の多大な協力に深謝する。亀山会の先生方にも感謝する。さらに、新潟大学脳研究所病理学分野、横浜市立大学医学部遺伝学講座、京都大学医学部てんかん・運動異常生理学講座の先生がたとの共同研究に改めて感謝を申し上げる。

日本てんかん治療研究振興財団より二〇〇八年から3年間、研究助成を受けた。〔注146〕謝意を表したい。

146 亀山茂樹、増田　浩、村上博淳、難治性笑い発作を有する視床下部過誤腫のてんかん原性の解明と定位的脳外科治療法の確立のための研究．てんかん治療研究振興財団研究年報．2010;21:91-8.

研究を良く理解し励まし続け、助言もしてくれた妻世津子に感謝する。
考古堂書店の柳本和貴様には出版に際して大変お世話になり感謝する。

（万亀庵にて）

著者略歴

一九四八年新潟市生れ、一九七三年新潟大学医学部卒業、新潟大学脳研究所脳神経外科入局、一九八六年アイオワ大学留学、一九八七年新潟大学脳研究所講師、一九九五年国立療養所西新潟中央病院脳神経外科医長、一九九八年同臨床研究部長・てんかんセンター長、二〇〇四年国立病院機構に改組、二〇〇八年同院長、視床下部過誤腫センター長、新潟大学臨床教授、二〇一五年同名誉院長、二〇一六年新潟リハビリテーション大学大学院特任教授（二〇一九年終了）、新潟医療福祉大学客員教授、二〇二〇年より新潟聖籠病院脳神経外科、二〇二一年より同部長（現職）。

二〇〇二年第25回日本てんかん外科学会会長、二〇一一年第45回日本てんかん学会会長、二〇一三年第28回日本生体磁気学会会長。

二〇一四年第42回新潟県医療功労賞、二〇一五年日本てんかん学会功労賞、二〇一七年日本てんかん協会木村太郎記念賞を受賞。

主な著書：「脳神経外科手術のための電気生理モニタリング」西村書店（一九九七年）、

「後遺症・合併症としてのてんかん」日本てんかん協会（二〇〇一年）、「難治てんかんの外科治療」診断と治療社（二〇〇七年）、「一般医のためのベーシックてんかん診療」診断と治療社（二〇二〇年）、ほかに共著書多数。

現在は新潟聖籠病院脳神経外科部長、国立病院機構西新潟中央病院名誉院長、新潟医療福祉大学客員教授として診療・研究・執筆活動を継続している。

笑いの脳科学　笑い発作から笑いを究める

2023年4月16日　初版第1刷発行

著　者　亀山　茂樹
発行者　柳本　和貴
発行所　株式会社　考古堂書店
〒951-8063　新潟市中央区古町通4番町563番地
電 話　025-229-4058
FAX　025-224-8654
印刷所　株式会社ウィザップ

ISBN 978-4-87499-005-6 C0247